Volker Schmiedel

Typ-2-Diabetes
Heilung ist möglich

Dr. med. Volker Schmiedel

Typ-2-Diabetes

Heilung ist möglich

Wie Sie mit naturheilkundlichen Verfahren
- Ihren Blutzucker senken
- Medikamente absetzen
- und einfach besser leben!

Haug

Bibliografische Information der Deutschen Bibliothek
Die Deutsche Bibliothek verzeichnet diese Publikation in der Deutschen Nationalbibliografie; detaillierte bibliografische Daten sind im Internet über http://dnb.ddb.de abrufbar

Programmplanung: Dr. Elvira Weißmann-Orzlowski
Lektorat: Susanne Arnold
Umschlagfotos: Mauritius (vorn), ZEFA (hinten)
Zeichnungen: Sabine Seifert (Seite 17 und 24), Nuova Media
Umschlaggestaltung: CYCLUS · Visuelle Kommunikation, Stuttgart
Satz: IPa oHG, Vaihingen/Enz
Druck und Verarbeitung: Westermann-Druck, Zwickau

www.haug-gesundheit.de

ISBN 3-8304-2113-3 1 2 3 4 5

Inhalt

Was Sie bei Gebrauch dieses Buches beachten sollten

Das Buch ist für Diabetiker und solche, die es einmal werden wollen. Damit meine ich diejenigen, die ein hohes Risiko haben, ohne dass bisher ein Diabetes ausgebrochen ist, also stark Übergewichtige oder Menschen, in deren Verwandtschaft Diabetes häufig ist. Wenn Sie als Frau während einer Schwangerschaft einen so genannten Gestationsdiabetes entwickelt haben, sind Sie auch hochgradig gefährdet, irgendwann einmal Diabetikerin zu werden. Wenn der Arzt bei Ihnen eine so genannte pathologische Glukosetoleranz entdeckt hat, dann haben Sie bereits einen latenten Diabetes. Sie haben die allerbesten Karten, denn Sie sind erst an der Schwelle zum Diabetes. Die Tür ist auf, sie müssen aber nicht hineingehen.

Wenn Sie jedoch bereits Diabetiker sind, dann haben Sie die Schwelle bereits überschritten. Macht nichts, Sie können ja wieder herausgehen. Dies ist aber viel schwerer, als wenn man noch gar nicht drin war. Der Typ-2-Diabetiker, der übergewichtig ist, bisher nicht sehr gesund gegessen und sich nicht viel bewegt hat, hat viele Trümpfe in der Hand, die er noch ausspielen kann. Je länger der Diabetes besteht, je dünner Sie sind, je mehr dessen, was in diesem Buch vorgeschlagen wird, Sie schon umgesetzt haben, je mehr und höher dosierte Medikamente Sie schon einnehmen – desto schwerer wird es. Das will ich Ihnen gar nicht verheimlichen. Sensationelle, aber falsche Versprechungen werden hier nicht gemacht. Ich will Ihnen auch keine Wundermittel für teures Geld verkaufen. Aber auch, wenn Sie nicht von Medikamenten loskommen können, dann können Sie trotzdem die Zuckereinstellung verbessern, die Lebensqualität erhöhen und Spätschäden vermeiden helfen.

Das trifft auch für den Typ-1-Diabetiker zu. Der Typ-1-Diabetes ist zwar unheilbar – die körpereigene Insulinproduktion wird nie wieder in Gang kommen –, er ist aber behandelbar! Auch dem Typ-1-Diabetiker hilft es, wenn er ein paar Kilo abnimmt (wenn er denn übergewichtig ist) oder wenn er den für sich richtigen Ausdauersport betreibt. Er muss trotzdem weiter Insulin spritzen – aber vielleicht ein paar Einheiten weniger – oder bestimmte Schutzstoffe einnehmen. Es hilft aber, die gefürchteten Spätschäden zu minimieren.

Es geht an's Eingemachte!

Wenn Sie meine Hinweise konsequent befolgen, dann könnte die Behandlung so erfolgreich sein, dass Sie Unterzuckerungen erleiden und alle Ihre Medikamente absetzen müssen!

Spaß beiseite. Das könnte zwar tatsächlich passieren (wie Sie Unterzuckerungen erkennen und begegnen können, siehe Kap. Symptome). Aber die Möglichkeit, auf Medikamente verzichten zu müssen, werden Sie nicht als echte Gefahr ansehen. Nein, die Gefahren lauern ganz woanders.

Ich möchte mich mit diesem Buch an Ihre Reserven, an's Eingemachte heranmachen. Wenn Sie übergewichtig sind (und das sind Sie, wenn Sie dieses Buch als Typ-2-Diabetiker lesen, mit einer Wahrscheinlichkeit von 80–90 %), dann müssen Sie an den Speck. Es tut mir leid, aber es gibt keinen anderen Weg! Übergewichtige müssen ihr Gewicht abbauen. Das heißt nicht, dass Sie sofort von 100 kg auf 80 kg kommen müssen. Wenn Ihr Diabetes noch frisch ist und gerade erst entdeckt wurde, dann reichen vielleicht schon 5 kg, um Sie von Medikamenten und einer schlechten diabetischen Stoffwechsellage abzubringen. Aber wenn Sie Ihr Gewicht behalten wollen, dann behalten Sie auch Ihren Diabetes. „Wasch mir den Pelz, aber mach' mich nicht nass!" Wenn das Ihre Einstellung ist – und leider denken viele Diabetiker so –, dann legen Sie das Buch wieder zur Seite und kaufen Sie sich ein anderes Buch, in dem drin steht, wie Sie Kalorien und Broteinheiten zählen. In dem drin steht, wie Sie Ihr Insulin (denn das droht über kurz oder lang jedem Typ-2-Diabetiker, der nichts an der Insulinresistenz tut) am besten dosieren.

Das vorliegende Buch ist gefährlich – für Ihren „Rettungsring".

Wenn Sie hingegen nicht übergewichtig sind – auch das gibt es (wenn auch selten) beim Typ-2-Diabetes –, dann ist es sogar noch gefährlicher: Jetzt reicht es nämlich nicht mehr aus, (nur) Gewicht abzunehmen. Obwohl: 1, 2 oder 3 kg Speck weniger können auch beim normalgewichtigen Typ-2-Diabetiker manchmal zu einer viel besseren Blutzuckereinstellung führen. Sie müssen aber zusätzlich noch intensiver die Bewegungsratschläge befolgen. Sie brauchen unbedingt die empfohlenen Nährstoffe. Und Sie haben dann immer noch keine Garantie, dass Sie ohne Medikamente oder gar Insulin auskommen. Ihre Stoffwechsellage wird aber trotzdem eine wesentlich bessere sein, als wenn Sie nichts tun.

Es geht aber auch an's Eingemachte im übertragenen Sinne. Damit meine ich überkommene Vorstellungen und eingefahrene Haltungen. Ich erwarte von Ihnen nicht mehr oder weniger, als dass Sie Ihre gesamte Lebensweise selbstkritisch hinterfragen. Wie bin ich bisher mit mir umgegangen? Wie habe ich gelebt? Warum muss ich auf Festen so viel essen? Bin ich ein Frustesser? Oder ein genusssüchtiger Gourmand (Vielfraß)? Warum bin ich so ein Bewegungsfaultier?

Ich will Sie nicht verurteilen. Ich will Diabetiker nicht als faule, träge Fresssäcke hinstellen. Aber die eigene Lebensweise trägt unglaublich viel dazu bei, ob man gesund bleibt oder krank wird.

Sie haben keine Schuld an Ihrer Krankheit, Sie sind aber mitverantwortlich für Ihre Gesundheit!

Die Erbanlagen tragen mit dazu bei, Ihre Lebensweise entscheidet aber darüber, ob der Diabetes manifest wird oder es „nur" bei der Erbanlage bleibt. Ich kenne Sie nicht persönlich. Aber ich möchte Sie wachrütteln. Bitte verstehen Sie das im positiven Sinne, weil ich Ihnen nutzen will, weil ich Ihnen ganz klare und einfache Wege aufzeigen will, wie Sie eine deutlich verbesserte Stoffwechsellage bei gleichen Medikamenten oder eine Medikamentenreduzierung oder vielleicht sogar ein Absetzen der Medikamente erreichen können. Ich will Ihnen den Pelz waschen. Dabei bleibt es nicht aus, dass Sie nass werden. Dann können Sie allerdings auch sauber werden (sprich: „clean" von Medikamenten).

Klartext: Unbequem, aber wirkungsvoll

Dieses Buch ist „nur" 144 Seiten dick. Ich möchte Ihnen die wichtigsten Fakten darstellen. Dazu zählen meines Erachtens nicht die Broteinheiten. Dazu gehört das Aufzeigen von Zusammenhängen, die in der Diabetologie seit Jahren bekannt sind, dem Diabetiker aber nicht klar aufgezeigt werden – weil Ärzte befürchten, der Patient versteht komplexe Zusammenhänge nicht – weil sie befürchten, der Patient entwickelt Widerstände – weil sie befürchten, der Patient erschrickt, wenn er viel selbst tun muss und darum nicht mehr wieder kommt – weil Ärzte und Patienten manchmal zu bequem sind.

Ich will unbequem sein. Ich will den Diabetiker aus dem bequemen Sessel der „guten" medikamentösen Blutzuckereinstellung aufrütteln und ihm sagen: „Hey, es geht noch besser." Vielleicht legen Sie dieses Buch nach dem Lesen weg und sagen: „Was will der? Das ist alles nicht realisierbar." Vielleicht versuchen Sie aber auch, das aufgezeigte Programm konsequent umzusetzen und erkennen: „Mensch, das klappt ja besser, als ich dachte. Das Essen schmeckt ja gar nicht so schlecht. Ich fühle mich nach dem Sport ja viel besser. Und der Zucker ist plötzlich auch super!"

Wenn Sie sagen: „Das kann ich doch nicht!" Dann sage ich: „Man kann auf seinem Standpunkt stehen, man sollte aber nicht darauf sitzen bleiben."

Ich werde Ihnen komplexe Zusammenhänge so einfach und klar wie möglich darstellen. Dabei bin ich vielleicht manchmal zu vereinfachend. Der Einfachheit zuliebe müssen manchmal Kompromisse zuungunsten der komplexen, aber völlig korrekten Darstellung geschlossen werden. Dieses Buch ist kein wissenschaftliches Lehrbuch, es ist ein Patientenratgeber. Das erste Ziel soll sein, dass sie mehr wissen. Das ist aber nicht das Hauptziel. Wissen ist viel, aber nicht alles. (Es gibt auch Kardiologen, die trotz ihres Wissens um die Schädlichkeit des Rauchens für das Herz selbst rauchen.) Es geht darum, erlerntes Wissen auch praktisch umzusetzen. Dafür möchte ich Ihnen Anregungen geben. Sie müssen kein akademisches Wissen aufweisen, um richtiges Essen und Laufen zu erlernen. Dazu möchte ich Sie motivieren und animieren. Wenn ich das schaffe, dann habe ich das in dieses Buch gesetzte Ziel erreicht. Dazu wähle ich eine klare, vielleicht manchmal drastische Sprache. Wenn Sie sich dadurch vielleicht angegriffen fühlen, bitte ich das an dieser Stelle zu entschuldigen. Ich will Ihnen helfen. Ich glaube, dass die beste Hilfe darin besteht, dass Sie sich selbst helfen. Kein Arzt kann bisher Diabetes heilen. Wenn er heilbar ist (im Sinne von Medikamentenfreiheit bei guter Stoffwechsellage), dann können nur Sie selbst sich heilen. Niemand sonst!

Wenn man etwas haben will, was man noch nie gehabt hat,
dann muss man etwas tun, was man noch nie getan hat!

Sie werden Probleme bekommen!

Dieses Buch beruht auf den wissenschaftlichen Erkenntnissen der letzten Jahre und auf meinen persönlichen Erfahrungen. Alles was ich etwa zum Thema Insulinresistenz sage, ist auch unter Diabetologen unbestritten. Das meiste, was Sie in diesem Buch finden, können Sie in vielen anderen Diabetesbüchern im Prinzip genauso nachlesen – vielleicht mit graduellen Unterschieden, vielleicht auch in einer etwas anderen Sprache.

Es gibt jedoch einige Punkte, da werden mir viele, wenn nicht die meisten Diabetologen widersprechen. Sie finden auch in der Literatur hierzu ganz andere Hinweise. Das betrifft zum Beispiel das Thema „Süßstoffe", zu denen die meisten Ärzte nach wie vor raten. Mit der frühen Sulfonylharnstoffgabe und vor allem mit dem Insulinspritzen bin ich etwas zurückhaltender als die meisten Diabetologen. Es gibt Situationen, da würde auch ich diese Medikamente einsetzen. Aber ich möchte dem Patienten die Chance geben, es doch noch ohne diese „Krücken" zu schaffen.

Wenn meine persönliche Meinung von der üblichen Lehrmeinung abweicht, dann habe ich meines Erachtens gute Gründe dafür. Ich werde sie in den einzelnen Kapiteln auch darlegen. Wenn Sie aber mit den Bemerkungen „Dr. Schmiedel schreibt in seinem Buch aber, dass Süßstoffe bei Diabetikern schlecht sind und dass nicht zu früh Insulin gespritzt werden sollte" zu Ihrem Arzt geben, dann könnten Sie einige unangenehme Diskussionen vor sich haben. Greifen Sie nicht einzelne Schlagworte heraus. Es kommt auf das Ganze, auf die Ganzheit an. Ich habe nichts dagegen, wenn Sie anderen Menschen – durchaus auch Diätberaterinnen und Diabetologen – dieses Buch zu lesen geben. Mit 95 % des Inhaltes werden diese übereinstimmen können. Die restlichen 5 % werden aber teilweise deren bisheriges Weltbild auf den Kopf stellen. Stellen Sie sich bitte vor, wie es für jemanden sein muss, dessen beruflicher Lebensinhalt der Diabetes ist, und dann kommt jemand daher, der noch nicht einmal selbst Diabetologe ist (sondern „nur" Chefarzt einer Inneren Abteilung) und behauptet: „Pustekuchen: Ein Teil dessen, was du deinen Patienten geraten hast, ist schlichtweg Blödsinn!" Da sind Widerstände doch sehr verständlich, oder? Der berühmte Physiker Max Planck hat einmal gesagt: „Es dauert in der Wissenschaft nicht 30, sondern 60 Jahre, bis eine neue, umstürzende Erkenntnis sich durchsetzt. Es müssen nicht nur die alten Professoren, sondern auch ihre Schüler aussterben."

Haben wir also etwas Geduld mit anders Denkenden. Das sollte uns aber nicht davon abhalten, schon jetzt das jetzt als richtig Erkannte zu tun.

Man ist nicht nur verantwortlich für das, was man tut, sondern auch für das, was man nicht tut. (Molière)

Diabetes mellitus: Was ist das eigentlich?

Der Diabetes war schon im Altertum bekannt. Wussten Sie, wie die antiken Ärzte den Diabetes bei ihren Patienten diagnostizierten? Moderne Messgeräte und Teststreifen gab es ja noch nicht. Sie verließen sich ganz einfach auf ihre fünf Sinne bzw. hier auf ihren Geschmackssinn. Der Urin wurde gekostet und wenn er honigsüß schmeckte, so war die Diagnose „Diabetes mellitus" gesichert. Diabetes mellitus heißt wörtlich übersetzt „honigsüßer Durchfluss". Der Name beschreibt den hohen Zuckergehalt des Harnes und die Harnflut, die bei hohen Blutzuckerwerten auftritt. Heute sind wir glücklicherweise mit der Diagnostik etwas weiter (Urinteststreifen, Blutzuckergeräte zur Selbstmessung), aber wer weiß, was uns im Rahmen der Kostendämpfung noch alles droht ...

Bis in die Zwanzigerjahre des letzten Jahrhunderts bedeutete die Erstdiagnose eines erhöhten Blutzuckers über kurz oder lang das Todesurteil – besonders für die Typ-1-Diabetiker. Der Blutzucker stieg immer weiter an. Tabletten oder Insulin zur Senkung gab es noch nicht. Die Zuckerwerte stiegen auf 200, 300, 500 und mehr mg/dl (Normalwerte siehe Kap. Rationale Labordiagnostik). Schließlich fielen die Patienten nach Tagen oder Wochen in ein diabetisches Koma und verstarben.

Mit der Gabe von Insulin (aus Schweine- oder Rinderbauchspeicheldrüsen gewonnen, erst seit einigen Jahren steht gentechnologisch hergestelltes menschliches Insulin zur Verfügung) konnten diese Menschen gerettet werden. Um die Mitte des letzten Jahrhunderts wurden dann auch Medikamente entwickelt, die nicht wie das Insulin gespritzt werden mussten, sondern die als Tablette verabreicht werden konnten, wie Glibenclamid (z.B. Euglucon®) oder Metformin (z.B. Siofor®). Inzwischen stehen noch modernere (und noch viel teurere) Medikamente zur Verfügung, die so genannten Insulinsensitizer (z.B. Avandia®), die also den Körper gegenüber der Einwirkung von selbst produziertem oder zugeführtem Insulin empfindlicher machen sollen. Doch da sind wir schon bei der Therapie angelangt. Zunächst jedoch einmal zur Diagnostik.

Diagnostik: Wie wird der Diabetes erkannt?

Gesunde Menschen können so viel Süßes essen, wie sie wollen (sollten sie natürlich trotzdem nicht) – der Blutzucker wird eine bestimmte Schwelle im Blut nicht überschreiten. Zuckerkranke können größere Zuckermengen jedoch nicht schnell genug verarbeiten. Der Blutzucker steigt rasch an. Wenn die so genannte Nierenschwelle (meist bei etwa 160-180 mg/dl Glukose im Blut) überschritten wird, erscheint Zucker im Urin, weil die Nieren den im Primärharn erscheinenden Zucker aus dem Blut nicht mehr vollständig zurückresorbieren können. Je höher der Blutzucker, desto mehr Zucker erscheint im Urin – manchmal mehrere Gramm pro Liter – und je mehr Zucker im Urin erscheint, desto mehr Wasser und Elektrolyte (wichtige Mineralien im Blut) werden ausgeschieden. Eine schlechte Blutzuckereinstellung wirkt also wie ein Diuretikum (Entwässerungsmittel) und führt zu Flüssigkeits- und Mineraldefiziten. Vor der modernen Labordiagnostik war der übermäßige Harnfluss mit anschließendem starken Durstgefühl durch die Entwässerung eines der ersten und führenden Symptome für eine Zuckerkrankheit. Heute treten diese Symptome eigentlich nur noch bei der Erstmanifestation des Typ-1-Diabetes auf.

Meist wird ein Diabetes anlässlich einer Routineuntersuchung beim Arzt oder in der Apotheke entdeckt. Oftmals gibt es hier Grenzwerte, die einen Diabetes nicht ganz sicher nachweisen, aber auch nicht ausschließen. Wenn sich der Arzt nicht sicher ist, so kann er einen so genannten oralen Glukosetoleranztest durchführen (→ Rationale Diagnostik).

Eine weitere wichtige Untersuchung ist die Bestimmung des HbA1c im Blut. Dabei handelt es sich sozusagen um eine Langzeitblutzuckerbestimmung. Manche Diabetiker haben inzwischen schlaue Strategien entwickelt, um ihren Arzt zu überlisten. Wenn ein Diabetiker sich nicht an die Empfehlungen zur Lebensführung gehalten hat und nicht von der Sahnetorte und anderen Leckereien lassen kann, dann weiß er natürlich, dass er keine schönen Blutzuckerwerte aufweist. Wenn er dann vom Arzt einbestellt wird, möchte er sich nach seinen „Diätsünden" natürlich keine „Predigten" anhören. Also ernährt er sich in den letzten Tagen vor einer anstehenden Kontrolle genau so, wie der Arzt es empfohlen hat, und geht ruhigen Gewissens zur Prüfung. Natürlich wissen wir, dass der Diabetiker dabei nicht nur den Arzt täuscht, sondern vor allem sich selbst dabei in die Tasche lügt. Der Arzt hat ja nichts von den guten Werten, sondern der Diabetiker selbst profitiert davon – jedenfalls dann, wenn es „ehrliche", gute Werte sind. Wir können hier so offen über solche Täuschungsmanöver reden, weil die Leser dieses Buches so etwas natürlich niemals machen würden ...

Aber die Ärzte sind auch nicht dumm. Sie haben inzwischen labormäßig nämlich nachgerüstet. Während der Arzt mit dem Blutzucker exakt nur die aktuelle Situation beschreiben kann und aus dem Urinwert annähernd die letzten Stunden beurteilen kann, gibt der HbA1c-Wert Aufschluss über die letzten Wochen bis Monate. Auch wenn der Blutzucker also in den letzten Tagen durch eine disziplinierte Ernährung sehr gut war, fließen sämtliche Sahnetorten der letzten drei Monate mit in die Messung ein! Je länger hohe Blutzuckerwerte vorlagen und je höher diese waren, desto höher ist auch der HbA1c-Spiegel. Er kann also sehr gut zur Steuerung der Dauertherapie eingesetzt werden (weitere Infos zur Diagnostik siehe Kap. Rationale Labordiagnostik).

Insulin: Der Dreh- und Angelpunkt des Diabetes

Um die Entstehung des Diabetes zu erklären, muss ich Sie kurz in die Welt der Anatomie und Physiologie entführen. Keine Angst, es wird nicht zu wissenschaftlich! In unserem Körper haben wir eine Arbeitsteilung. Das Herz pumpt das Blut durch den Kreislauf, die Leber entgiftet es und das Hirn denkt (sollte es zumindest). Manche Organe synthetisieren wichtige Substanzen, die für den Organismus essenziell, d.h. lebensnotwendig sind – aber nicht so wichtig, dass jede Zelle sie selbst produzieren müsste. Beispiele hierfür sind das Hormon Thyroxin aus der Schilddrüse, Gerinnungsfaktoren aus der Leber und eben das Insulin aus der Bauchspeicheldrüse.

Die Bauchspeicheldrüse (Pankreas) sitzt unterhalb des Magens. Sie ist eigentlich ein doppeltes Organ. Einerseits produziert sie Natriumhydrogencarbonat (Natron) und Enzyme, die für die Verdauung im Dünndarm erforderlich sind. In kleinen Zellnestern innerhalb der Bauchspeicheldrüse, den so genannten Langerhans'schen Inseln, produziert sie das für den Kohlenhydratstoffwechsel so wichtige Insulin. Der Berliner Pathologe Paul Langerhans entdeckte als 24-Jähriger im Jahre 1869 die nach ihm benannten Zellgruppen. (Nebenbei: Bei Diabetikern – Typ 1 mehr als Typ 2 – ist nicht selten auch die exkretorische Funktion, also die Produktion der Verdauungssäfte, gestört; bei Diabetikern mit chronischen Blähungen oder Durchfällen lohnt es sich, die Pankreas-Elastase I im Stuhl zu untersuchen!)

Wenn der Zuckergehalt des Blutes erhöht ist, dann stellt dies einen Reiz für die Langerhans'schen Inseln dar, Insulin freizusetzen. Dieses fördert den Transport von Zucker in die Zellen, besonders in die Fett- und Muskelzellen. Gleichzeitig wird der Abbau von Stärke in Glukose in der Leber vermindert. Insulin dient also dem Aufbau von Energiereserven und verhindert den Abbau derselben. Es hat aber auch Wirkungen auf den Eiweiß- und Fettstoff-

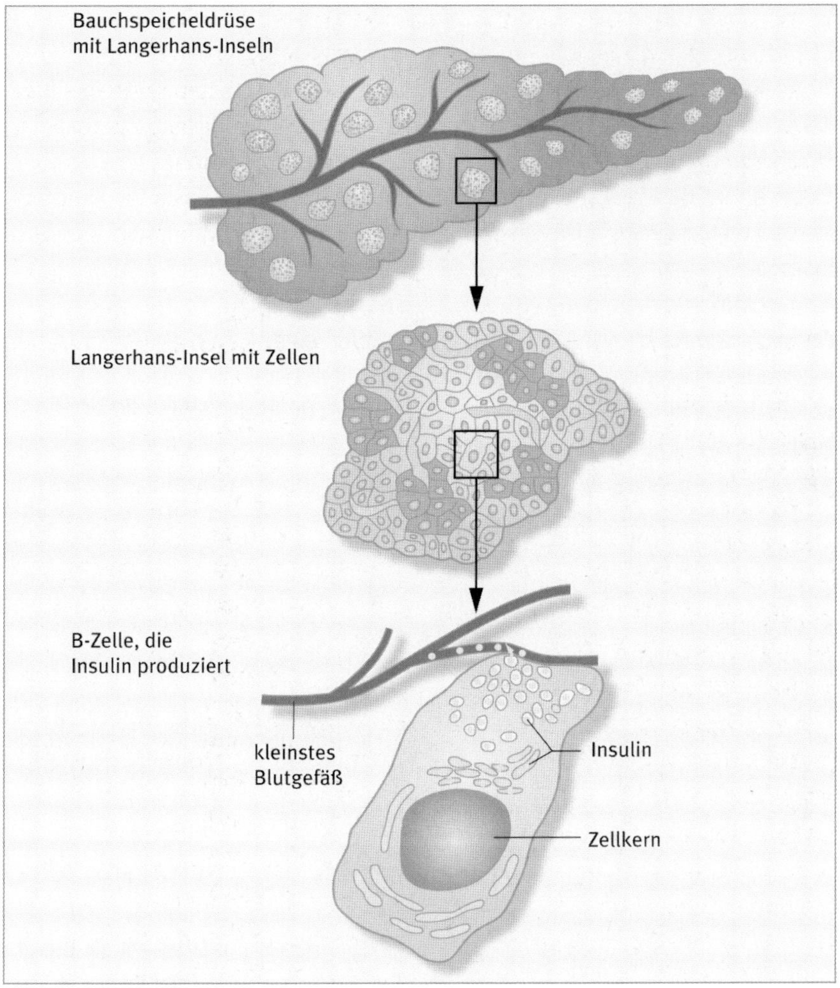

In der Bauchspeicheldrüse sitzen die „Langerhans-Inseln" mit den B- (oder auch Beta-)Zellen. Sie produzieren das Insulin, speichern es und geben es bei Bedarf ins Blut ab.

wechsel und es fördert die Rückresorption von Natrium in der Niere (Blutdrucksteigerung!).

Wenn nun zu wenig Insulin vorhanden ist, steigt der Blutzuckerspiegel an. Diabetes mellitus ist also nichts anderes als eine Insulinmangelkrankheit. Darum gibt man auch Medikamente, die die Insulinausschüttung stimulieren oder Insulin selbst (siehe Kap. Medikamente). Leider ist die Angelegenheit aber noch ein bisschen komplexer.

So wie das Pankreas zwei Funktionen hat, so gibt es auch zwei Diabetes-Erkrankungen, die völlig unterschiedlicher Natur sind – der Diabetes mellitus Typ 1 und der Typ 2. Beim Typ 1 handelt es sich um eine Autoimmunerkrankung. Dabei bildet das Immunsystem Abwehrkörper gegen körpereigene Bestandteile. Die Langerhans'schen Inselzellen werden dabei zerstört und können kein Insulin mehr produzieren. Die Folge ist ein absoluter Insulinmangel. Will der Typ-1-Diabetiker überleben, muss er Insulin von außen zuführen. Es gibt keinen anderen Weg. Vergleichbar ist diese Erkrankung mit dem Rheuma, der Schilddrüsenentzündung Hashimoto oder dem Morbus Crohn, einer Dickdarmentzündung. Bei all diesen Erkrankungen richtet sich das Immunsystem gegen körpereigene Gewebe. Als Auslöser werden beim Diabetes Infekte vermutet. Die Ursachen sind letztlich aber noch weitgehend unbekannt. Interessanterweise nehmen in Gesellschaften mit westlicher Lebensweise Autoimmunerkrankungen seit Jahrzehnten kontinuierlich zu. Es gibt dafür einige theoretische Erklärungen (z.B. zu viel Hygiene, zu wenig Kontakt mit Krankheitserregern und Parasiten in der Kindheit oder zu geringe Zufuhr an Omega-3-Fettsäuren).

Der Typ-2-Diabetes ist nun etwas gänzlich anderes. Der Kranke hat nicht zu wenig Insulin, sondern sogar zu viel Insulin (zumindest am Anfang der Erkrankung). Das Insulin wirkt aber an den Zellen nicht mehr so effektiv, was die Ärzte eine Insulinresistenz nennen (siehe Kap. Insulinresistenz). Es besteht also ein absoluter Insulinüberschuss bei einem relativen Insulinmangel – es ist eigentlich mehr da als bei Stoffwechselgesunden, aber zu wenig, um den Zuckergehalt im Blut normal zu halten. Darum müssen beide Krankheiten auch gänzlich unterschiedlich angegangen werden. Ausnahmen: Im Spätstadium produziert auch der Typ-2-Diabetiker kaum noch oder kein Insulin mehr – dann ist er dem Typ-1-Diabetiker gleichzusetzen. Auch der Typ-1-Diabetiker profitiert von einem niedrigen Körpergewicht (weil er dann auch weniger Insulin benötigt), er sollte auch die gleichen diagnostischen Maßnahmen ergreifen, um Spätkomplikationen zu verhindern.

Sonderformen: Was sind LADA, MODY, Gestationsdiabetes?

LADA ist in diesem Fall keine Automarke, sondern die Bezeichnung für Latent Autoimmune Diabetes in Adults, also das Auftreten eines (jugendlichen) Autoimmundiabetes im Erwachsenenalter. Hier sind Diabetes-Antikörper (z.B. GAD, ICA, IA-2, IAA) nachweisbar. Er muss wie ein Typ-1-Diabetes behandelt werden, also meist sehr schnell mit Insulin.

MODY ist keine neue Bekleidungsmarke sondern die Bezeichnung für Maturity Onset Diabetes in Young people, also ein Alterdiabetes, der aber schon sehr früh auftritt. Dabei handelt es sich um einen speziellen Gendefekt (das Glukokinase-Gen, welches für die Freisetzung von Insulin bei hohen Blutzuckerwerten verantwortlich ist, arbeitet nicht richtig), der sich im Zweifelsfall auch laborchemisch nachweisen lässt.

Der *Gestationsdiabetes* ist ein Diabetes, der während der besonderen Stoffwechselsituation der Schwangerschaft auftritt. Es kann sich dabei um die Erstmanifestation eines Typ-1- oder eines Typ-2-Diabetes handeln. Auch wenn der Gestationsdiabetes nach der Schwangerschaft häufig wieder verschwindet, besteht ein hohes Risiko, dass im späteren Lebensalter ein manifester Diabetes auftritt. Dem kann man aber rechtzeitig vorbeugen!

Insulinresistenz: Wenn Insulin nicht mehr so gut wirkt

Liebe Leserin, lieber Leser, dieses Kapitel ist das Zentrale des gesamten Buches. Ich sage das so deutlich, weil ich in anderen Teilen immer wieder auf dieses Kapitel verweise. Dieses Kapitel lege ich Ihnen also besonders ans Herz. Wenn Sie es aufmerksam gelesen haben, dann haben Sie den Diabetes verstanden und Sie wissen, warum Sie bestimmte Dinge dagegen tun können und warum bestimmte Medikamente eigentlich gar nicht so günstig sind.

Teufelskreis Insulinresistenz: Das Vorspiel

Die Bauchspeicheldrüse schüttet ständig und bei Nahrungsaufnahme vermehrt Insulin aus. Dieses Insulin sorgt unter anderem dafür, dass der in der Nahrung enthaltene oder aus ihr gebildete Zucker in die Zellen gelangt. Dies ist der wichtigste Teil des Kohlenhydratstoffwechsels und befindet sich unter normalen Umständen in einem wunderbaren Gleichgewicht.

	Typ I	Typ 2
Beginn	meist im Kindes- oder Jugendalter	meist im höheren Erwachsenenalter
Körpergewicht	meist normal	meist erhöht
Ursache	Autoimmunprozess	Insulinresistenz
Antikörper	meist vorhanden	keine
Insulin	absoluter Mangel	absoluter Überschuss, relativer Mangel
Insulinresistenz	keine (oder gering)	meist deutlich
Symptome zu Beginn der Erkrankung	starker Durst, starkes Wasserlassen, Müdigkeit, Gewichtsverlust	meist keine
Erbanlagen	gering	vermehrt
Therapie	Vermeidung weiterer Risikofaktoren zur Verhütung einer beschleunigten Arteriosklerose, immer Insulin	Vermeidung weiterer Risikofaktoren zur Verhütung einer beschleunigten Arteriosklerose, vorrangig Behandlung der Insulinresistenz, erst dann Medikamente, erst zum Schluss Insulin

Es gibt jedoch einen Zustand, da benötigen wir wesentlich mehr Insulin, um die gleiche Menge Zucker in die Zellen gelangen zu lassen. Die Zellen sind resistenter gegenüber der Insulinwirkung geworden. Die Folge davon: Die Bauchspeicheldrüse muss mehr Insulin ausschütten, um den Blutzuckerspiegel konstant zu halten. In diesem Zustand würden wir im Blut noch völlig normale Zuckerspiegel messen. Mit besonderen Belastungstests (OGT, siehe Kap. Rationale Diagnostik) könnten wir allerdings schon diese früheste aller diabetischen Stoffwechsellagen nachweisen. Die Bauchspeicheldrüse kann oft über Jahre diesen Zustand noch stabil halten – allerdings bei höheren Insulinspiegeln. Gerade das Insulin ist aber für einige der Folgen eines Diabetes verantwortlich (siehe Kap. Spätkomplikationen). Höhere Insulinspiegel bewirken eine Zunahme des Körpergewichtes und eine Verstärkung der Insulinresistenz, was wiederum zu einer erhöhten Insulinausschüttung führt usw. – ein bösartiger Teufelskreis hat begonnen!

Insulinstimulierende Medikamente: Der Hauptakt

Irgendwann schafft es die Bauchspeicheldrüse nicht mehr, genügend Insulin bereitzustellen, um den Zuckerspiegel konstant zu halten. Zunächst steigen die Blutzuckerwerte nach der Mahlzeit an, später auch die Nüchternspiegel. Der latente wird langsam zu einem manifesten Diabetes. Oft wird der Diabetes bei Routineuntersuchungen in diesem Stadium entdeckt. Mit diätetischen Maßnahmen und dem Abbau von Risikofaktoren kann man jetzt noch gut eingreifen.

Oft werden jetzt aber bereits Medikamente eingesetzt. Das Ziel: Der „gefährliche" Blutzucker muss doch normal gehalten werden, damit keine Spätschäden eintreten. Ich will erhöhte Blutzuckerspiegel hier keineswegs verharmlosen. Aber ich halte die Absenkung des Blutzuckerspiegels mit Medikamenten in diesem Stadium für eine reine Blutzuckerkosmetik. Das Symptom „Hyperglykämie" (erhöhter Blutzucker) wird erfolgreich zugekleistert, die tiefer liegende Ursache „Insulinresistenz" wird nicht angegangen. Was halten Sie für sinnvoller? Eine symptomatische Behandlung oder eine ursächliche? Würden Sie bei einer fieberhaften bakteriellen Lungenentzündung eher ein Fieberzäpfchen oder ein Antibiotikum haben wollen?

Gegen den Einsatz von Alpha-Glucosidasehemmern oder Biguaniden (siehe Kap. Medikamente) ist in diesem Stadium nichts einzuwenden. Noch besser wäre es natürlich, wenn wir mit einer veränderten Lebensweise (siehe Kap. Ernährung, Bewegungstherapie, Nahrungsergänzungen, Phytotherapie) auskämen. Aber bei einer Gruppe von Medikamenten bin ich in dieser Phase sehr zurückhaltend, nämlich den Sulfonylharnstoffen (und auch den neueren Gliniden, siehe Kap. Medikamente).

Sie senken zwar den Blutzucker genauso gut oder noch besser als die beiden anderen oben erwähnten Mittel, sie wirken aber über eine Stimulation der Insulinausschüttung der Bauchspeicheldrüse. Bedenken Sie bitte: Der Diabetiker hat in dieser Phase seiner Erkrankung nicht zu wenig, sondern er hat zu viel Insulin. Er hat zwar relativ zu wenig Insulin (es reicht nicht aus, um den Zucker normal zu halten), er hat absolut aber zu viel Insulin (die Spiegel liegen deutlich über denen von Gesunden). In dieser Phase wollen wir das, was ohnehin schon zu viel ist, noch mehr stimulieren? Und damit den Teufelskreis noch weiter anheizen? Wäre hier eine ursächliche Behandlung, nämlich ein Abbau der Insulinresistenz nicht langfristig erfolgversprechender?

Hat der Diabetiker erst einmal begonnen, insulinstimulierende Medikamente einzunehmen (weil sein Arzt sie ihm in bester Absicht verschrieben hat), dann hat er fast keine Chance mehr, seine Insulinresistenz zu durchbrechen. Wissenschaftliche Studien und die ärztliche Erfahrung zeigen: Diabetiker nehmen mit diesen Medikamenten noch viel schneller zu als ohne. Erhöhtes Körpergewicht ist aber der wichtigste Faktor für die Insulinresistenz. Es ist nicht ganz unmöglich, auch mit diesen Medikamenten Gewicht zu verlieren, aber es ist noch viel schwerer als sonst – und es gelingt den Menschen ja schon ohne diese Medikamente kaum.

Insulinspritze: Das Finale

Irgendwann einmal reicht auch die Stimulation durch Medikamente nicht mehr aus, um der immer stärker werdenden Insulinresistenz Herr zu werden. Oder aber es tritt eine Erschöpfung der Bauchspeicheldrüse ein. Durch die langjährige Überstimulation durch Insulinresistenz und Medikamente ist die Bauchspeicheldrüse an's Ende ihrer Leistungsfähigkeit gekommen. Die Insulinwerte im Blut beginnen jetzt abzufallen. Da aber eigentlich noch viel mehr benötigt würde, um den Zuckerspiegel halbwegs normal zu halten, gibt es nun kein Halten mehr: Der Blutzucker steigt immer weiter an. Jetzt ist der Zeitpunkt, wo der Arzt den Patienten auf Insulin einstellen muss, will er wieder für bessere Zuckerspiegel sorgen.

An dieser Stelle schlage ich die Bestimmung des Insulins im Blut vor, um zu entscheiden, ob der Diabetiker noch in der Phase ist, wo die Insulinresistenz sehr groß geworden ist, aber noch eine Hyperinsulinämie oder wenigstens normale Insulinspiegel vorliegen (dann besteht noch die Chance, durch konsequente Reduktion der Insulinresistenz die Spritze zu vermeiden) oder ob die Bauchspeicheldrüse bereits in die Erschöpfung mit Insulinspiegeln unterhalb der Norm gekommen ist (dann ist die Insulinspritze unvermeidbar geworden). Selbst derjenige, der bereits Insulin zu spritzen begonnen hat, kann möglicherweise der Spritze dauerhaft entrinnen, wenn er noch eine gute Eigenproduktion aufweist (siehe Kap. Rationale Labordiagnostik unter Insulin, C-Peptid, sowie Medikamente, Insulin).

Metabolisches Syndrom: Das tödliche Quartett

Die Insulinresistenz mit der pathologischen Glukosetoleranz bzw. manifestem Diabetes mellitus kommt selten isoliert daher. Meist haben die Patienten, denn um solche handelt es sich bereits, ein ganzes Bündel an Diagnosen

(Syndrom), welches mit dem Stoffwechsel (Metabolismus) zusammenhängt. Die Ärzte bezeichnen diesen Symptomenkomplex daher als metabolisches Syndrom. Dieses besteht aus:

- Diabetes (oder gestörte Glukosetoleranz)
- Bluthochdruck
- Fettstoffwechselstörungen
- Übergewicht.

Jeder Faktor für sich allein lässt bereits das Risiko für Herzinfarkt und Schlaganfall ansteigen. Allein sind sie stark, gemeinsam sind sie furchtbar. Das Risiko ist dann um ein Vielfaches erhöht (siehe Kap. Klassische Risikofaktoren) – daher auch der Name „tödliches Quartett" (dieser zugegeben reißerische Ausdruck stammt nicht von mir, schade eigentlich).

Nebenbei haben Patienten mit einem metabolischen Syndrom auch noch häufig eine gestörte Blutgerinnung, erhöhte Harnsäure/Gicht, Gallensteine und erhöhte Leberwerte. Die moderne Medizin sieht diese Symptome (eigentlich keine eigenständigen Krankheiten) nicht mehr losgelöst, sondern geradezu in ganzheitlicher Sicht als untrennbar miteinander verbundene funktionelle Einheit. Es gilt daher auch nicht mehr, die Symptome nur einzeln zu behandeln, sondern die gemeinsame Ursache zu bekämpfen.

Hyperinsulinämie: Was ist eigentlich so schlimm daran?

In der Behandlung des Diabetes mit Sulfonylharnstoffen oder später mit Insulin versucht der Arzt den Blutzucker zu senken. Dafür werden erhöhte Insulinspiegel (Hyperinsulinämie) in Kauf genommen. Wird damit vielleicht der Teufel (Blutzucker) mit dem Beelzebub (Insulin) ausgetrieben?

Der Teufelskreis schließt sich. Alle oben erwähnten Faktoren führen zu einem Anstieg des Risikos für Herzinfarkte, Schlaganfälle und Gefäßverschlüsse der Beine. All dies nicht durch den Teufel Blutzucker, sondern durch den Beelzebub Insulin!

Auswirkungen einer Hyperinsulinämie

- Gesteigerte Natriumresorption in der Niere (→ Hypertonie)
- Erhöhte Sympathikusaktivität – der „anregende" Teil des vegetativen Nervensystems wird stimuliert (→ Hypertonie)
- Vermehrtes Wachstum glatter Muskelzellen in den Gefäßen (→ Hypertonie)
- Vermehrte Harnsäurebildung und geringere Ausscheidung (→ Hyperurikämie/Gicht)
- Hohe Blutspiegel an Plasminogen-Aktivator-Inhibitor – die Fibrinolyse, d.h. die Fähigkeit, Blutgerinnsel aufzulösen, ist vermindert (→ Thrombose-Risiko erhöht)
- Fettstoffwechselstörungen (→ besonders Triglyceride erhöht bei niedrigem HDL)
- Hunger, so genannte Insulin-Mast (→ weiteres Übergewicht)

Ursachen der Insulinresistenz: Der Schlüssel zur Behandlung

Adipositas

Die Wissenschaft weiß heute, welche Faktoren für die Insulinresistenz ursächlich verantwortlich sind. Faktor Nr. 1 ist das Übergewicht, also vermehrte Fettdepots. Diese führen zu einer verstärkten Freisetzung von freien Fettsäuren. Diese wiederum führen zu einer vermehrten Zuckerneubildung in der Leber, gleichzeitig zu einem verminderten Zuckerabbau in der Muskulatur. Folge: Die Zuckerwerte im Blut steigen an, es muss vermehrt Insulin ausgeschüttet werden.

Bewegungsmangel

Der zweitwichtigste Faktor ist der Bewegungsmangel. Wissenschaftler haben ein Experiment durchgeführt: Diabetiker wurden zufallsmäßig in zwei Gruppen eingeteilt. Mitglieder der einen Gruppe sollten sich so bewegen und essen wie bisher. Das Gewicht sollte dabei stabil bleiben. Die anderen Versuchsteilnehmer sollten sich wesentlich mehr bewegen. Sie sollten aber auch mehr essen und zwar so viel, dass das Gewicht auch stabil bleibt.

Obwohl das Gewicht unverändert blieb, waren die Blutzucker- und die Insulinspiegel bei den „Sportlern" viel niedriger als bei den Bewegungsmuffeln.

Wenn sie nicht mehr gegessen, sondern abgenommen hätten, wären die Ergebnisse noch viel besser gewesen. Es ging in diesem Experiment aber nur darum, den Einfluss der Bewegung – unabhängig vom Gewicht – auf die Insulinresistenz zu zeigen. Das ist eindrucksvoll gelungen. Weiteres zur richtigen Bewegung finden Sie im Kap. Bewegung.

Fettreiche Ernährung

Ähnlich wie die Fettdepots führt auch eine fettreiche Ernährung zu einem Anstieg der freien Fettsäuren mit Verstärkung der Insulinresistenz. Wenn Sie die Blutzuckerspiegel mit der Ernährung kurzfristig verbessern wollen, gelingt dies gut mit einer kohlenhydratarmen Ernährung (daher das üblicherweise empfohlene Zählen der Broteinheiten). Bevorzugen Sie aber langfristig eine bessere Blutzuckereinstellung, dann ist eine fettarme Ernährung viel wichtiger, da Sie damit besser an der Insulinresistenz angreifen können.

Rauchen und Stress

Rauchen und Stress führen zu einer vermehrten Freisetzung von Stresshormonen (wie Adrenalin, Kortison). Der Körper denkt dann, dass er fliehen oder kämpfen muss. Es werden vermehrt Zucker und freie Fettsäuren zur Verfügung gestellt. Eigentlich müssten wir nach jedem Streit mit dem Partner, nach jeder unangenehmen Begegnung mit Chef, Untergebenen oder Kunden, nach jeder Situation, die uns aufregt, einen 5000-m-Lauf machen, damit wir die bereitgestellte Energie sinnvoll abbauen können. Das hat die Natur so vorgesehen. Darum konnten unsere Vorfahren überleben. Wir bauen heutzutage Stress aber nicht mehr durch Kampf oder Flucht ab (Ausnahmen bestätigen die Regel). Den Preis dafür müssen wir später bezahlen: in Form einer gesteigerten Insulinresistenz mit allen Folgen.

Mikronährstoffe

Für eine gute Insulinverwertung benötigen wir viele Mikronährstoffe. Die wichtigsten sind Zink, Chrom, Magnesium und Vitamin D (siehe Kap. Nahrungsergänzungen).

Konsequenz: Schreiben Sie ein neues Theaterstück

Der Inhalt des neuen Schauspiels sollte aber nicht der dramatische Teufelskreis aus Insulinresistenz → Blutzuckererhöhung → Insulinerhöhung → Hunger →

Übergewicht →Insulinresistenz sein, aus dem es kein Entrinnen zu geben scheint. Schreiben Sie den Inhalt um: Wenn Sie langfristig und wirklich ursächlich an Ihrem Diabetes etwas ändern wollen, dann führt kein Weg an der Reduktion der Insulinresistenz vorbei. Oder anders herum und positiv formuliert: Erhöhen Sie Ihre Insulinsensitivität. Machen Sie Ihre Körperzellen wieder sensibler für das von Ihrer Bauchspeicheldrüse kostenlos zur Verfügung gestellte Insulin. Für das teure von außen zugeführte Insulin gilt natürlich das Gleiche. Bei vermehrter Insulinsensitivität benötigen Sie viel weniger.

Sie kennen nun die Zusammenhänge und auch die Faktoren, die die Insulinresistenz erhöhen. Jetzt müssen Sie diese nur noch erfolgreich angehen. Wie dies geschieht, erfahren Sie in den einzelnen Kapiteln hierzu (siehe Kap. Ernährung, Bewegung, Nahrungsergänzungen).

Symptome: Diabetes tut doch nicht weh

Hyperglykämie: Wenn der Zucker zu hoch ist

Beim Typ-1-Diabetes kommt es durch einen Autoimmunprozess zu einer Zerstörung der Insulin produzierenden Zellen der Bauchspeicheldrüse. Dies geschieht innerhalb weniger Tage bis Wochen. Darum kommt es auch in dieser Zeit rasch zur Symptomatik einer Überzuckerung oder sogar zum diabetischen Koma.

Ganz anders verhält es sich beim Typ-2-Diabetiker. Meist dauert es Jahre, bis sich aus einer selten früh erkannten Glukosetoleranzstörung ein manifester Diabetes entwickelt. Und dieser wird auch oft erst nach Jahren entdeckt, meist im Rahmen einer Routineuntersuchung. Es kommt mitunter vor, dass ein Diabetes erst durch Spätschäden auffällt (siehe Kap. Spätkomplikationen). Sehstörungen oder Nervenschäden oder sogar der Herzinfarkt sind manchmal das erste „Symptom" des Diabetes. Dann ist das Kind natürlich schon längst in den Brunnen gefallen.

Bösartige Zungen behaupten, es wäre besser, wenn hohe Zuckerwerte weh täten. Dann würde der Diabetes rascher entdeckt. Diabetiker hätten dann außerdem ein verstärktes Interesse, den Blutzucker gut einzustellen. Obwohl er medizinisch als Krankheit angesehen wird, richtet er ja direkt kei-

nen Schaden an und verursacht keinerlei Symptome – außer, wenn die Zuckerwerte extrem hoch sind.
Liegen die Blutzuckerwerte deutlich über der Nierenschwelle (siehe Kap. Rationale Diagnostik, Zucker im Urin), so verliert der Körper Zucker über den Urin. Dieser zieht aber viel Wasser und Mineralien mit. Das erklärt die Harnflut, den Durst sowie Abgeschlagenheit und Müdigkeit. Außerdem ist diese Symptomatik für den Namen verantwortlich: Diabetes mellitus, der honigsüße Durchfluss.

Die Blutzuckermessung ergibt dann Werte meist über 250 mg/dl, oft aber auch 300 mg/dl und höher. Rutscht der Diabetiker gar in das diabetische Koma hinein, dann kommen die oben erwähnten Symptome hinzu. Die Zuckerwerte betragen dann bereits meist mehrere hundert mg/dl. Im Urin findet sich neben dem Zucker dann auch Aceton. Unbehandelt kann ein dermaßen hoher Blutzucker ins Koma und später zum Tode führen.

Zeichen einer Hyperglykämie (Überzuckerung)
- vermehrtes Wasserlassen
- dadurch bedingter Durst
- Müdigkeit
- Abgeschlagenheit

Zeichen eines beginnenden diabetischen Komas
- Übelkeit
- Erbrechen
- Bauchschmerz
- Acetongeruch des Atems (wie Früchte oder Nagellackentferner)
- Vertiefte Atmung
- Bewusstseinstrübung
- Später Bewusstlosigkeit

Achtung!

Besteht der geringste Verdacht auf einen stark erhöhten Blutzucker: Sofort Blutzucker, wenn möglich auch Urinzucker und Aceton messen. Viel trinken (ohne Zucker natürlich). Überprüfen der Medikamente. Ggf. etwas Insulin nachspritzen und ggf. ärztliche Hilfe holen.

Die häufigsten Ursachen für eine Zuckerentgleisung

Kurzfristig:

- Ernährungsfehler (zu viel, zu süß)
- Infekte oder andere akute Erkrankungen
- Starker Stress und Aufregung
- Gegenregulation nach einer Hypoglykämie (Unterzuckerung)
- Bei medikamentöser Diabeteseinstellung: Zu wenig Insulin oder Tabletten, eventuell sogar ganz vergessen

Langfristig:

- Ernährungsfehler (mit Gewichtszunahme)
- Bewegungsmangel
- Hormonelle Umstellung (z.B. Schwangerschaft)
- Veränderung der gewohnten Lebensweise (z.B. Umzug, Reisen)
- Medikamentenwirkung (z.B. Cortison wegen anderer Krankheiten)
- Fortschreiten der Insulinresistenz mit erhöhtem Insulinbedarf

Hypoglykämie: Wenn der Zucker zu niedrig ist

Der Körper hat mehrere hormonelle Gegenregulationsmechanismen, die normalerweise eine Unterzuckerung verhindern. So kann es eigentlich nur bei Hungern/Diäten/Fasten (siehe Kap. Heilfasten) zu einer Unterzuckerung kommen, wenn Sie Medikamente einnehmen, die die Insulinausschüttung stimulieren, oder wenn Sie Insulin spritzen.

Werte bis zu 50 mg/dl werden meist toleriert, darunter kommt es dann zu ersten Symptomen. Sinkt der Zucker weiter deutlich ab, treten die Symptome einer schweren Unterzuckerung auf. Im schlimmsten Fall kann eine Hypoglykämie tödlich enden.

Auf Außenstehende wirkt ein Diabetiker mit einer Hypoglykämie mitunter wie betrunken. Wenn Sie einen solchen Diabetiker sehen, denken Sie an eine Unterzuckerung. Der Diabetiker kann sie dann manchmal nicht mehr erkennen. Es müssen auch gar nicht alle Zeichen einer Unterzuckerung auftreten. Manchmal sind nur ein oder zwei Symptome vorhanden.

Nicht wenige Diabetiker nehmen wegen Bluthochdruck oder koronarer Herzkrankheit einen Beta-Blocker. Dieser kann die Symptome einer Hypoglykämie verschleiern. Man muss dann noch sorgfältiger auch auf die geringsten Symptome achten.

Symptome einer leichten Hypoglykämie

- Schwitzen
- Blasse Haut
- Zittern
- Hunger
- Herzrasen
- Angst
- Nervosität
- Pelzigkeitsgefühl um den Mund
- Kopfschmerz
- Ungewöhnliche Gedanken
- Weiche Knie

Symptome einer schweren Hypoglykämie

- Starke Konzentrationsstörungen
- Undeutliche, verwaschene Sprache
- Sehstörungen (z.B. Doppelbilder)
- Schwindel
- Aggressivität
- Übertriebene, unangemessene Heiterkeit
- Krampfanfall
- Bewusstseinstrübung, Bewusstlosigkeit

Was ist zu tun? Jedes Symptom einer Unterzuckerung ist bis zum Beweis des Gegenteils eine Unterzuckerung! Wenn die Symptome nicht so stark sind und Sie die Möglichkeit haben, sollten Sie den Zucker messen. Nicht den Urinzucker, dieser kann nur eine Hyperglykämie, niemals aber einer Hypoglykämie anzeigen! Wenn Sie nicht sicher sind, nehmen Sie im Zweifel immer eine Unterzuckerung an. Bei einer Unterzuckerung hilft Zucker, rasch den Blutzucker anzuheben. Das schnellste und beste Mittel ist ein Stück Traubenzucker. Alle Diabetiker, die Insulin spritzen oder insulinstimulierende Medikamente nehmen, sollten ohnehin immer Traubenzucker dabei haben. Normaler Haushaltszucker oder daraus hergestellte Nahrungsmittel tun es aber auch. Auch süßes Obst (z.B. Banane) ist effektiv. Süße Getränke sind auch angebracht – selbstverständlich dürfen es keine mit Süßstoff gesüßten Light-Getränke sein! Alles, was Diabetiker an Süßem sonst nicht dürfen, bei der Unterzuckerung ist es erlaubt und sogar geboten.

Alkoholische Getränke können zu einer Unterzuckerung führen – manchmal erst Stunden nach dem Genuss.

Wenn der Diabetiker bewusstlos ist, kann er keinen Zucker mehr aufnehmen. Bitte flößen Sie ihm dann auch keinen Zucker ein (Erstickungsgefahr!). Dann muss auf jeden Fall der Notarzt benachrichtigt werden. Sie sollten dann die Atemwege frei machen, eventuelle Essensreste entfernen und ein eventuell vorhandenes Gebiss entfernen. Dann den Diabetiker in die stabile Seitenlage bringen. Mit einer rechtzeitigen Glukosespritze wird der Arzt ihn dann rasch „zurückholen". Der Diabetiker erlangt oft schon während der Injektion das Bewusstsein wieder. Manche Diabetiker führen auch eine Glukagonspritze mit. Glukagon ist sozusagen das Gegenmittel zu Insulin. Wenn Sie als Angehöriger mit dem Gebrauch dieser Spritze geübt sind, dann dürfen Sie dem bewusstlosen Diabetiker mit Verdacht auf eine Hypoglykämie das Glukagon spritzen.

Wenn Sie Alpha-Glucosidase-Hemmer nehmen, müssen Sie bei einer Unterzuckerung reinen Traubenzucker nehmen. Die Verdauung von Haushaltszucker wird durch dieses Medikament verzögert (siehe Kapitel Medikamente).

Wenn Sie oft Unterzuckerungen haben, sollte das Therapieregime kritisch überprüft werden. Essen Sie unregelmäßig oder vergessen Sie Mahlzeiten trotz Medikamenteneinnahme? Treiben Sie Sport und passen dann Ihre Medikamente nicht nach unten an? Haben sich durch die im Buch beschriebenen Therapien die Insulinresistenz und damit der Insulinbedarf gesenkt? Besprechen Sie mit Ihrem Arzt, ob sie Ihre Medikamente und wenn ja in welchem Ausmaß Sie diese reduzieren sollen.

Spätkomplikationen: Was dem Diabetiker droht

Wie wir wissen, tut Diabetes nicht weh. Die kurzfristige Gefahr durch den Diabetes ist einerseits die massive Hyperglykämie, die man aber schnell in den Griff bekommt und bei halbwegs guter Diabeteseinstellung kaum vorkommt. Andererseits kann es zu Hypoglykämien kommen, die aber meist Folge der Therapie sind (→ Symptome).

Gefürchtet ist der Diabetes hauptsächlich wegen seiner Spätkomplikationen. Diese treten in der Regel erst Jahre, manchmal sogar erst Jahrzehnte nach Diagnosestellung auf. Dieser Zeitraum ist so lang, dass die Menschen das zugrunde liegende Ursache-Wirkungs-Prinzip nicht erkennen können. Wenn wir zu dünn angezogen sind und am nächsten Tag eine Halsentzündung haben, dann sehen wir einen Zusammenhang und passen das nächste Mal besser auf. Wenn wir uns jahrzehntelang falsch ernähren und bekommen dann einen Herzinfarkt, können wir den Zusammenhang nicht erkennen und schon gar nichts mehr daraus lernen. Wir können also keine eigenen Erfahrungen machen, sondern müssen uns auf die eher abstrakten Erkenntnisse der Wissenschaftler verlassen. Und diese haben auch keine Ursachen beispielsweise für den Herzinfarkt erkannt, sondern „nur" so genannte Risikofaktoren. Das heißt beispielsweise, dass das Rauchen nicht als Ursache für den Herzinfarkt gilt. Die Zigaretten erhöhen lediglich die Wahrscheinlichkeit, dass ein Herzinfarkt eintritt – es gibt aber Raucher, die nie einen Herzinfarkt bekommen, sowie Nichtraucher, die trotzdem einen Herzinfarkt bekommen. Der Mensch hat im Laufe der Evolution nur gelernt, mit einfachen Ursache-Wirkungs-Prinzipien umzugehen, nicht jedoch mit komplexen Risikofaktorenmodellen, die sich zudem erst nach langer Zeit auswirken. Deswegen ist es dem Diabetiker, der sich jahrelang fehlernährt und unzureichend bewegt hat, unverständlich, dass er ausgerechnet jetzt, wo es ihm doch noch gut geht, er sein ganzes Leben ändern soll, damit er nicht vielleicht in 10 Jahren eine diabetische Polyneuropathie oder in 20 Jahren einen Schlaganfall bekommt. Die Erkenntnis, dass Risiken vorhanden sind und er etwas tun muss, kommt vom Verstand (Kopf). Unsere Lebensweise wird aber mehr vom Gefühl (Bauch) gesteuert. Das macht die Änderung der Lebensweise zur Vermeidung von Spätschäden so schwierig. Doch kommen wir zu den einzelnen Komplikationen.

Herzinfarkt, Schlaganfall, periphere Verschlusskrankheit

Diabetes mellitus ist einer der größten Risikofaktoren für Arteriosklerose. Der „normale", mit dem Alter zunehmende Prozess der Gefäßverkalkung läuft beim Diabetiker deutlich schneller ab. Davon sind im Wesentlichen alle Arterien des Körpers betroffen. Liegen neben dem Diabetes auch Fettstoffwechselstörungen vor, dann ist häufig das Herz betroffen. Verengen sich die Gefäße am Herzen, so kommt es zu einer koronaren Herzkrankheit (KHK). Dies führt oft zu Engegefühl in der Brust bei Belastung, der Angina pectoris.

Normalerweise ist das ein gutes Warnsignal, welches für weitere Untersuchungen (Belastungs-EKG, evtl. sogar Herzkatheter) Anlass geben sollte. Beim Diabetiker sind aber oft auch die Nerven in ihrer Funktion beeinträchtigt, so dass Diabetiker den Schmerz durch den Sauerstoffmangel im Herzen oft gar nicht spüren können. Das erste Symptom der koronaren Herzkrankheit ist beim Diabetiker daher oft der Herzinfarkt.

Ebenso wie die Herzkranzgefäße betroffen sind, können sich auch die Hirngefäße verengen. Liegt noch ein Bluthochdruck vor, was bei Diabetikern nicht selten der Fall ist, so ist die Wahrscheinlichkeit für einen Schlaganfall nochmals potenziert. Warnsignale gibt es nur selten, manchmal kommt es vor einem großen Schlaganfall zu einem „Schläglein". Dabei handelt es sich um eine transitorische ischämische Attacke (TIA), also einen vorübergehendern Anfall von Sauerstoffmangel im Gehirn. Die Symptome sind beispielsweise Sprachstörungen, herabhängender Mundwinkel auf einer Seite oder eine Lähmung eines Armes oder Beines. All dies hält aber nur maximal 24 Stunden an und verschwindet dann komplett. Die meisten von einer solchen TIA Betroffenen sind dann froh, dass es vorbei ist und freuen sich wieder ihres Lebens (und ihrer krank machenden Lebensweise). Das war ein Schuss vor den Bug! Jetzt müssen Sie das Ruder herumreißen. Der nächste Schuss könnte nämlich ein Volltreffer werden. Manche denken ja, na und, krieg ich halt einen Herzinfarkt oder Schlaganfall, dann bin ich halt tot. Tatsächlich ist die Mortalität durch einen Schlaganfall trotz aller intensivmedizinischen Bemühungen immer noch sehr hoch. Viele überleben aber und sind dann nicht selten ein Pflegefall. Das war dann doch nicht so gewollt. Schlaganfälle sind aber vermeidbar.

Die arterielle Verschlusskrankheit der Beine wird im Volksmund gern als „Raucherbein" bezeichnet. Das ist auch richtig so, denn das Rauchen ist hier der Risikofaktor Nr. 1, dicht gefolgt vom Diabetes. Und wenn Sie rauchen und Diabetiker sind, dann können Sie sich eigentlich schon mal zur Gefäßoperation anmelden. Das ist keineswegs lustig. Jährlich werden 28 000 Diabetikerbeine amputiert. Das müsste alles nicht sein. Neben einer Vermeidung der anderen Risikofaktoren (→ Klassische bzw. Neue Risikofaktoren) kommt es auch hier auf eine gute Einstellung des Diabetes an.

Der Hauptrisikofaktor für die großen Gefäße (Makroangiopathie) ist aber weniger der schlecht eingestellte Blutzucker als vielmehr das Zuviel an Insulin, die Hyperinsulinämie durch die Insulinresistenz (→ Insulinresistenz). Wer also mit Medikamenten und Insulin von außen seinen Zucker wunderbar streng eingestellt hat und dabei vom Arzt mit reichlich

Lob bedacht wird, sollte sich nicht zu viel freuen. Ist diese gute Zuckereinstellung durch ein hohes Insulin im Blut erkauft worden, so ist der Preis für die Vermeidung der nachfolgend dargestellten Spätkomplikationen eine beschleunigte Arteriosklerose durch das Insulin.

Ganz vereinfacht gesagt gilt: Hohes Insulin führt zu den arteriosklerotischen Erkrankungen.
Hoher Blutzucker führt zu Neuropathie, Nephropathie, Retinopathie.

Diabetische Retinopathie

Diabetes schädigt die kleinen Gefäße des Körpers (Mikroangiopathie), auch und besonders die feinen Gefäße der Netzhaut des Auges (Retina, daher der Name Retinopathie). Es können sich kleine Aussackungen der Gefäße bilden (Aneurysmen), es können sich auch neue Gefäße bilden (proliferative Retinopathie) und es kann sogar zu Einblutungen in den Glaskörper des Auges kommen. All das kann die Sehkraft verschlechtern, ja sogar zur Erblindung führen. Seit Einführung der gesetzlichen Vorschrift zum Anlegen des Sicherheitsgurtes ist Diabetes die häufigste Ursache für Erblindung in Deutschland. Vorher waren es die Verkehrsunfälle. Ist es nicht merkwürdig, dass Menschen manchmal unter Strafandrohung zu ihrem Glück gezwungen werden müssen? Strafen für eine schlechte Diabeteseinstellung gibt es Gott sei Dank noch nicht (außer der Strafe der vermehrten Komplikationen), aber sollten wir nicht freiwillig alles dafür tun, um vermeidbare Schäden zu verhindern?

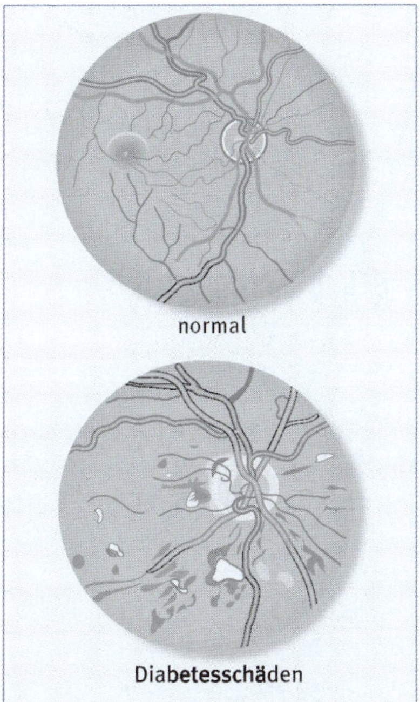

Der gesunde Augenhintergrund, unten Schäden durch Diabetes.

Diabetische Nephropathie: Wenn die Niere schlapp macht

Diabetes schädigt die Niere. Nach einigen Jahren kann es zu einem vermehrten Verlust von Eiweiß über die Niere kommen (siehe Kap. Rationale Labordiagnostik, Mikroalbuminurie). Diabetes ist heute in Deutschland der häufigste Grund für chronisches Nierenversagen, Dialyse (Blutwäsche) und Nierentransplantationen. All dies ist vermeidbar, wenn der Diabetes gut eingestellt ist, die Nierenwerte und die Mikroalbuminurie regelmäßig getestet und bei auftretenden Schäden die notwendigen Maßnahmen ergriffen werden. Hier können bestimmte Medikamente, die Ihnen dann der Arzt verschreibt, den Prozess der Schädigung aufhalten oder verlangsamen (beispielsweise ACE-Hemmer).

Diabetische Neuropathie: Diabetiker sind gefühllos

Das ist nicht abfällig, sondern ganz wörtlich so gemeint. Bei Diabetikern sind nämlich auch oft die Nerven beeinträchtigt. Dies liegt an der verschlechterten Durchblutung, der vermehrten Belastung durch freie Radikale im diabetischen Stoffwechsel und an der vermehrten Bildung von AGEs (siehe Kap. Rationale Labordiagnostik, HbA1c) bei schlechter Blutzuckereinstellung. Die Beschwerden (siehe Tabelle) sind umso stärker, je länger und schlechter eingestellt der Diabetes besteht. Sie sind manchmal sehr quälend und therapeutisch nur schlecht zu beeinflussen.

Symptome der diabetischen Neuropathie

- Unangenehmes Kribbeln der Extremitäten (wie Ameisenlaufen)
- Brennen der Fußsohlen (burning feet)
- Gefühl des Eingeschlafenseins der Arme/Beine
- Überempfindlichkeit bei Berührung
- Gefühlsverlust
- Lähmungen
- Impotenz/Erektionsstörungen
- Blasenentleerungsstörungen
- Magen-Darm-Entleerungsstörungen
- Schielen
- Stumme Ischämie (siehe KHK)

Neben einer guten Blutzuckereinstellung werden einer guten Ausstattung mit antioxidativen Nährstoffen sowie B-Vitaminen (siehe Kap. Nahrungsergänzungen) gute Schutzwirkungen zugesprochen. Bei eingetretener Polyneuropathie hilft α-Liponsäure manchmal weiter (wie Thiogamma®, Thioctacid®). Diese sollte mindestens 14 Tage lang als Infusion verabreicht werden. Bei gutem Ansprechen ist die weitere orale Gabe (als Tabletten) möglich. Die übrigen Beschwerden müssen symptomatisch behandelt werden. So können Diabetiker ihre Erektionsstörungen ganz gut mit Medikamenten wie Viagra® (falls keine Gegenanzeigen vorliegen) in den Griff bekommen. Die Blasenentleerung kann mit bestimmten in der Krankengymnastik zu erlernenden Handgriffen deutlich verbessert und so den nicht seltenen Harnwegsinfekten vorgebeugt werden.

Fettleber: Nicht nur Alkohol lässt die Leber anschwellen

Übergewicht, hohe Triglyceride (siehe Kap. Klassische Risikofaktoren), Alkohol und Diabetes erhöhen das Risiko für das Entstehen einer Fettleber. Sie ist in der Ultraschalluntersuchung an einer Vergrößerung sowie an einer veränderten Struktur zu erkennen. Im Labor finden wir häufig erhöhte Transaminasen (siehe Kap. Rationale Labordiagnostik, Leberwerte).

Die Leber ist ein sehr dankbares Organ. Man muss sie schon lange Zeit sehr stark schädigen, bevor sie reagiert. Wenn Sie die Faktoren beseitigen, die sie stört, erholt sie sich auch relativ rasch wieder. Wenn Sie also Übergewicht abbauen, die Triglyceride normalisieren, den Blutzucker gut einstellen und den Alkohol weglassen, dann kann sich eine Fettleber wieder völlig regenerieren. Lediglich eine bereits eingetretene Leberzirrhose (narbiger Umbauprozess mit Schrumpfung) ist nicht mehr umkehrbar. Noch ein Wort zum Alkohol: Diabetiker können eine Fettleber haben, obwohl sie überhaupt keinen Alkohol trinken. Wenn eine Fettleber vorhanden ist, muss man natürlich mit dem Alkohol besonders vorsichtig sein (höchstens ein Glas Wein pro Woche oder für ein paar Monate gar keinen). Der Diabetiker kann durch diese einfache Maßnahme die Erholung der Leber enorm beschleunigen.

Infektionen: Viren und Bakterien bevorzugen Diabetiker

Das Immunsystem des Diabetikers ist meist geschwächt, Infektionen nicht selten. Bei Diabetikern treten Infekte der Atemwege, Pilzinfektionen (Darm, Füße) und Abszesse der Haut viel häufiger als bei Stoffwechselgesunden auf.

Auch hier hilft eine gute Blutzuckereinstellung weiter. Darüber hinaus sollten Sie als Infektionsschutz eine gute Versorgung mit Vitamin C und Zink sicherstellen (→ Nahrungsergänzungen).

Wundheilungsstörungen: Warum die Haut bei Diabetes schlechter heilt

Kommt es zu Verletzungen (die der Diabetiker wegen der Polyneuropathie nicht immer rechtzeitig bemerkt), so heilt die Haut deutlich schlechter ab. Dies liegt an der meist schlechten Durchblutung der kleinen Hautgefäße (Mikroangiopathie), aber auch an Nährstoffdefiziten. Die Zufuhr von Zink und Vitamin C ist bei Wundheilungsstörungen besonders wichtig (siehe Kap. Nahrungsergänzungen).

Necrobiosis lipoides: Weitere unschöne Veränderungen der Haut

Manchmal kommt es zu einer fleischfarbenen Veränderung der Haut, die später dünner wird und wie durchscheinend wirkt (Necrobiosis lipoides). Meist treten diese Veränderungen an den Schienbeinen auf. Diabetiker sollten diese Hautstellen besonders gut vor Verletzungen schützen, da Wunden hier nur sehr schlecht abheilen (siehe auch Wundheilungsstörungen).

Krankheiten: Was zum Diabetes noch beiträgt

Alle Krankheiten, die die Insulinproduktion beeinträchtigen oder die Insulinresistenz verstärken können, können Diabetes auslösen oder das Ausmaß der Erkrankung verstärken.

Übergewicht: Immer wieder die Insulinresistenz

Die wichtigste Krankheit, die die Insulinresistenz verstärkt, ist die Adipositas, die Fettsucht. Aber auch ein leichtes Übergewicht kann schon die Diabetesneigung fördern. Je größer das Übergewicht und je länger es besteht, desto wahrscheinlicher entwickelt sich ein Diabetes. Das Risiko beginnt bei einem BMI von 25 deutlich anzusteigen (siehe auch Kap. BMI). Bei über 30 ist es exzessiv hoch.

Krankheiten, die Diabetes begünstigen

- Adipositas
- Infekte
- Pankreatitis
- Hepatitis/Leberzirrhose
- Alle chronischen Entzündungen
- Mukoviszidose
- Hämochromatose
- Hormonkrankheiten
- Seltene Erbkrankheiten
- „Schwangerschaft“

Infekte: Stress für den Stoffwechsel

Infekte sind nicht die Verursacher, können aber Auslöser oder Verstärker eines Diabetes sein. Bei einem Infekt besteht ein starker Stress für den Körper. Mit allen seinen Kräften versucht er, sich gegen Krankheitserreger zu wehren. Unter diesem Stress kommt es zu einer vermehrten Freisetzung von Zucker. Reicht jetzt die Insulineigenproduktion nicht mehr aus, so entsteht eine Hyperglykämie, die nach dem Infekt wieder völlig verschwinden kann. Diabetiker, die Insulin spritzen, müssen während eines Infektes besonders häufig den Blutzucker messen und die Dosis ggf. nach oben anpassen.

Entzündungen: Stress für den Stoffwechsel

Bei einer Pankreatitis (Bauchspeicheldrüsenentzündung) können auch einmal die Langerhans'schen Inseln beeinträchtigt werden, sodass weniger Insulin produziert wird. Gleichzeitig wird durch den Stress der Entzündung mehr Zucker freigesetzt. Auch eine Hepatitis (Leberentzündung) bzw. die narbige Folge davon, die Leberzirrhose, können einen Diabetes auslösen oder verstärken. Das Gleiche gilt für alle chronischen Entzündungen, zum Beispiel auch für die rheumatoide Arthritis.

Erbkrankheiten: Diabetesneigung erhöht

Die Mukoviszidose ist eine der häufigsten Erbkrankheiten. Das Pankreas ist häufig mit betroffen, sodass es zu Verdauungsstörungen, aber auch zu einem

Diabetes kommen kann. Bei der Hämochromatose handelt es sich um eine erblich bedingte Eisenspeicherkrankheit. Das überschüssige Eisen wird u.a. in der Leber (→ Leberzirrhose) und im Pankreas (→ Diabetes) abgelagert. Da die Haut häufig gelblich-braun verfärbt ist, nennt man diese Krankheit auch Bronze-Diabetes. Wenn ein Diabetes bei sehr hohen Hämoglobinwerten (der rote Blutfarbstoff) vorliegt, sollte daran gedacht und bei Nachweis der Erkrankung (z.B. durch Leberpunktion, Gentest) etwas gegen die Eisenspeicherung unternommen werden. Andere seltene Erbkrankheiten, die sich aber dann auch noch durch andere Defekte auszeichnen, können selten auch einmal infrage kommen.

Hormonstörungen: Blutzucker und Insulinresistenz erhöht

Eine der häufigsten hormonellen Ursachen ist der Morbus Cushing, bei dem ein gutartiger Nebennierentumor zu viel Cortison produziert. Dies führt zu einer direkten Erhöhung des Blutzuckers durch das Cortison und zu einer indirekten durch die bei dieser Krankheit entstehende stammbetonte Fettsucht mit Ausbildung einer Insulinresistenz. Auch eine Schilddrüsenunterfunktion kann zu Übergewicht und verminderter Bewegung führen und so einen Diabetes begünstigen.

Schwangerschaft: Stress für den Stoffwechsel

Eine Schwangerschaft ist keine Krankheit. Ich möchte sie hier trotzdem erwähnen, da sie für die Frau eine extreme Stoffwechselsituation darstellt. Nicht nur das häufig in der Schwangerschaft auftretende Übergewicht, sondern auch Bewegungsarmut und die hormonelle Umstellung tragen zu einer Verschlechterung des Zuckerstoffwechsels bei. Bei zwei bis drei Prozent der Schwangeren kommt es in der Schwangerschaft zu einer diabetischen Stoffwechsellage – umso mehr, wenn die erbliche Neigung für einen Diabetes oder bereits vor der Schwangerschaft ein mehr oder weniger starkes Übergewicht bestand. Man nennt dies einen Gestationsdiabetes. Manchmal sind die Werte sogar so hoch, dass eine medikamentöse Behandlung erfolgen muss. Nach der Schwangerschaft normalisieren sich die Blutzuckerwerte meist wieder, der Diabetes verschwindet. Die Frauen mit einem durchgemachten Gestationsdiabetes sollten jetzt aber keineswegs die Hände beruhigt in den Schoß legen. Sie sollten diesen vielmehr als eine ernste Warnung begreifen. Die Gefahr, dass sich in den nächsten Jahren tatsächlich ein „richtiger" Diabetes entwickelt, ist gegenüber Schwangeren ohne Diabetes um ein Vielfaches erhöht! Jetzt heißt es: Alles dafür tun, dass sich kein Diabetes entwickelt. Schwangere mit Gestationsdiabetes sollten für diesen sehr dankbar sein: Das hohe Risiko für einen Diabetes hätten sie sonst vielleicht erst bemerkt, wenn es zu spät gewesen wäre. Nach der Schwangerschaft können sie jedoch aktiv einen Diabetes verhindern, bevor er entsteht. Nutzen Sie diese große Chance!

Schwangere mit Gestationsdiabetes haben ein stark erhöhtes Risiko, später einen manifesten Diabetes zu bekommen. Bei den Kindern ist auch die Gefahr eines Typ-1-Diabetes erhöht.

Vererbung: Welche Rolle spielen die Gene?

Diabetes ist nicht vererbbar. Die Neigung, Diabetes zu bekommen, aber schon. Beim Typ-1-Diabetes ist diese Vererbungsneigung allerdings ziemlich schwach ausgeprägt. Wenn Sie in Ihrer Familie Typ-1-Diabetiker haben, ist das Risiko, dass Ihre Kinder auch einen Typ-1-Diabetes bekommen, gegenüber der Normalbevölkerung schwach erhöht. Wenn ein Kind einen Diabetes bekommt, liegt das Risiko für die Geschwister bei etwa 4 %.

Ganz anders schaut dies beim Typ-2-Diabetes aus. Bekommt einer von zwei eineiigen Zwillingen diese Form des Diabetes, dann ist die Wahrscheinlichkeit sehr hoch, dass der andere ihn auch bekommt – wenn er nicht einen total anderen Lebensstil pflegt. Verwandte ersten Grades von Typ-2-Diabetikern entwickeln in ca. 30 % ebenfalls einen Diabetes. Kinder von diabetischen Müttern haben ein Risiko von ca. 50 %. Sind beide Eltern betroffen, liegt das Risiko sogar bei ca. 60 %. Dies alles gilt unter den heutigen Bedingungen einer Gesellschaft im Nahrungsüberfluss.

Eine Sonderform ist der so genannte MODY-Diabetes. MODY steht für Maturity Onset Diabetes in Young people, also „Altersdiabetes", der schon bei jungen Menschen auftritt. Hier gibt es ganz bestimmte einzelne Gene, die dafür verantwortlich sind. Sind diese vorhanden, ist das Risiko für einen Diabetes sehr hoch.

Was bedeutet es nun, wenn Sie einen Diabetes entwickelt haben, wo doch ein Teil Ihrer Verwandten auch Diabetiker sind? Waren es dann die Gene?

Sind Sie dann entschuldigt? Es war doch Schicksal, gegen die eigenen Gene kann man doch nicht ankommen. Bereits im Einführungskapitel habe ich geschrieben, dass es beim Diabetes niemals um Schuld geht, wohl aber um Verantwortung. Wenn Sie die Erbanlagen für Diabetes in sich tragen, dann ist dies eine Erklärung (von mehreren) dafür, dass Sie einen Diabetes entwickelt haben. Es darf aber niemals eine Entschuldigung sein. Schon gar nicht dafür, die Hände dann in den Schoß zu legen und nichts dagegen zu tun.

Bedenken Sie bitte: 40 % derer, deren beide Elternteile Diabetes haben, bekommen keinen Diabetes. Was machen die 40 % anders? Noch ein drastisches Beispiel – die Älteren werden sich noch (ungern) daran erinnern: Mitte bis Ende der 40er-Jahre des letzten Jahrhunderts (also am Ende und nach dem Zweiten Weltkrieg) gab es in Deutschland, bis auf ganz wenige Ausnahmen, praktisch keine Diabetiker, jedenfalls keine Typ 2-Diabetiker. Der Grund dafür liegt auf der Hand: Es gab nichts zu Beißen. Die Menschen mussten manchmal zehn Kilometer weit laufen, um Zigaretten gegen Brot oder Butter einzutauschen. Viele haben mit großer Mühe die letzten Kartoffeln von den abgeernteten Feldern geklaubt. Kein Übergewicht, viel Bewegung – kein Diabetes!

Keine Frage, wir wollen diese Zustände nicht wieder haben. Aber dort haben wir die Lösung für das Diabetes-Problem. Trotz der Diabetes-Gene, die auch damals viele Menschen hatten, ist der Diabetes nicht ausgebrochen. Zu den Erbanlagen gehören eben immer auch noch die Umwelteinflüsse, die den Diabetes entstehen lassen.

Auch jemand, der ganz ungünstige Gene hat, kann den Diabetes vermeiden. Er muss eben ganz besonders die Risikofaktoren dafür vermeiden. Andersherum kann man auch beim Gesündesten, in dessen gesamter Familie seit Generationen kein einziger Diabetiker vorkam, einen Diabetes erzeugen. Man muss ihn nur genügend mästen, ihn mit ganz viel fetten und süßen Speisen „verwöhnen", ihn von jeder Bewegung abhalten – nach einigen Jahren oder Jahrzehnten wird zwangsläufig ein Diabetes auftreten. Jeder hat die Erbanlagen dafür in sich, der eine mehr, der andere weniger. Unsere Gene können wir nicht beeinflussen (leider oder Gott sei Dank noch nicht), für unsere Lebensweise sind wir selbst verantwortlich.

Das Schicksal mischt die Karten, spielen müssen wir mit den Karten aber schon selber.

Klassische Risikofaktoren: Gefahr für die Gefäße

Diabetes allein stellt schon ein hohes Risiko dar, den Prozess der Arteriosklerose, also der Gefäßverkalkung, zu beschleunigen. Kriminell wird es aber, wenn noch andere Risikofaktoren vorliegen, die das Gleiche bewirken. Risikofaktoren verursachen nicht mit tödlicher Sicherheit eine Krankheit, sie erhöhen „nur" die Wahrscheinlichkeit. Wenn beispielsweise von 100 gleichaltrigen Nichtrauchern in 10 Jahren 5 einen Herzinfarkt bekommen, von 100 Rauchern in derselben Zeit aber 10, dann kann man sagen, dass der Faktor „Rauchen" die Wahrscheinlichkeit verdoppelt hat. In epidemiologischen Studien, also Untersuchungen an großen Bevölkerungsgruppen, haben Wissenschaftler den Einfluss der wichtigsten Faktoren berechnet.

Risikofaktoren sind gemein: Man spürt sie zunächst nicht – erst wenn das Kind schon in den Brunnen gefallen ist.

Bei der Bewertung der Ergebnisse aus solchen statistischen Untersuchungen sollten Sie grundsätzlich Folgendes bedenken: Die Berechnungen beruhen auf statistischen Erhebungen und gelten daher für ein großes Kollektiv. Im Einzelfall lässt sich ein Herzinfarkt niemals genau vorhersagen, sondern eben nur eine statistische Wahrscheinlichkeit angeben. Die Erfahrung zeigt, dass jemand mit einem Risiko von 1 % durchaus einen Herzinfarkt erleiden kann, während ein anderer mit einem Risiko von 50 % für eine koronare Herzkrankheit vielleicht zehn Jahre später an Krebs stirbt. Trotzdem hatte dieser ein 50-fach erhöhtes Risiko für einen Herzinfarkt.

Relativierend sollte auch nicht unerwähnt bleiben, dass solche Berechnungen stets nur einige wenige Risikofaktoren berücksichtigen. Andere Risikofaktoren, die sich als bedeutsam erwiesen haben, bleiben außen vor. Hier sind eine gesunde, vitamin-, ballaststoff- und fischreiche Ernährung (Schutzfaktor) zu nennen, die Höhe des Homocysteinspiegels im Blut, Stressbelastungen, Bewegungsarmut (Risikofaktoren) – um nur einige aufzuführen. Hierdurch kann sich das Risiko im Einzelfall enorm erhöhen. Ihr Risiko kann aber auch sehr viel niedriger liegen, wenn Sie beispielsweise regelmäßig Ausdauersport betreiben oder Entspannungsübungen machen. Psychosoziale Faktoren (Wie gehe ich mit Konflikten, Trauer, Ärger um? Habe ich einen guten sozialen Rückhalt in Familie, Betrieb, Verein?) spielen ebenfalls eine nicht zu vernachlässigende, aber schlecht messbare Rolle.

Solche Zahlen stellen also weder ein Todesurteil dar (wenn das errechnete Risiko hoch ist), noch einen Freifahrtschein für eine ansonsten sehr ungünstige Lebensweise (wenn das angegebene Risiko sehr niedrig sein sollte).

Beispielhaft möchte ich Ihnen einige Zahlen aufgrund der PROCAM-Studie angeben, nach der ein mathematisches Modell zur Berechnung des Herzinfarktrisikos entworfen wurde. Nehmen wir also einmal einen 65-jährigen Mann, der an Diabetes mellitus leidet, der Zigaretten raucht, in dessen Familie bereits Herzinfarkte vorgekommen sind, der ein (recht hohes) LDL-Cholesterin von 200 mg/dl bei einem eher niedrigen HDL von 40 mg/dl und mäßig erhöhten Triglyceriden von 250 mg/dl aufweist, wobei der Blutdruck mit 150 mmHg ebenfalls erhöht ist. Ein solcher Diabetiker hat ein Risiko von 93 %, in den nächsten zehn Jahren einen Herzinfarkt zu bekommen – er kann sich sein Bett auf der Intensivstation also schon einmal reservieren lassen.

Nein, kann er natürlich nicht. Er könnte ja zu den 7 % mit seinem Risikofaktorenprofil gehören, die keinen Herzinfarkt erleiden. Jeder von Ihnen weiß, das die Wahrscheinlichkeit, dass beim Roulette die Zero fällt, 1:37 oder 2,7 % beträgt – also ziemlich unwahrscheinlich ist. Trotzdem kommt immer mal wieder die Zero. Also muss man auch trotz einer Wahrscheinlichkeit von 93 % nicht zwingend einen Herzinfarkt bekommen. Und wenn einen doch der Herzinfarkt ereilt, dann kann es morgen sein, nächste Woche oder eben erst in 10 Jahren.

Reduktion des Herzrisikos durch Vermeiden von Risikofaktoren	
Alle Faktoren vorhanden (s.o.)	93 %
Kein Diabetes	84 %
Nichtrauchen	75 %
Keine Erbbelastung	84 %
LDL auf 175 gesenkt	86 %
HDL auf 50 angehoben	86 %
Triglyceride auf 150 gesenkt	81 %
Blutdruck auf 120 gesenkt	86 %
Kein Diabetes und Nichtrauchen	61 %
Zusätzlich Blutdruck auf 120 gesenkt	50 %
Zusätzlich HDL auf 50 gesenkt	40 %
Zusätzlich Triglyceride auf 100 gesenkt	32 %
Zusätzlich LDL auf 100 gesenkt	10 %

Ich möchte Ihnen aber keine Angst machen (auch wenn es so aussieht). Vielmehr möchte ich Ihnen aufzeigen, wie Sie Ihr Risiko vermindern können. Die folgende Tabelle zeigt, wie das Risiko sinkt, wenn ein Risikofaktor entfällt oder gesenkt wird. Sie sehen: Wenn Sie bei einem solch exorbitant hohen Risiko einzelne Risikofaktoren ganz vermeiden (bei der Erbbelastung ist dies natürlich nicht möglich) oder in vernünftige Bereiche bringen können, so wird sich das Risiko bereits um etwa 10 % absenken lassen – beim Rauchen sind sogar allein etwa 20 %. Wenn sie aber zusätzlich mehrere Risikofaktoren ins Lot bringen, so wird das Risiko immer weiter absinken, im vorgegebenen Beispiel sogar bei guter Einstellung aller Faktoren auf 10 % (trotz noch vorhandener Erbbelastung).

BMI: Das neue Maß für das Gewicht

Früher wurde das Ausmaß des Übergewichtes oft nach Broca berechnet. Sie kennen vielleicht noch die Formel: Körpergröße minus 100 ist gleich Normalgewicht. Mehr als 20 % oberhalb des Normalgewichtes wurden als Adipositas (Fettsucht) bezeichnet. Diese Formel gilt heute als überholt, da sie für sehr kleine und sehr große Menschen zu ungenau wird. Um die Größe besser einzubeziehen, wurde der so genannte Body mass index (BMI) entwickelt. Sie können Ihren BMI ganz einfach mit dem Taschenrechner bestimmen.

BMI = Körpergewicht in kg/(Körpergröße in m)^2

Beispiel:
Körpergewicht 85 kg, Körpergröße 165 cm
BMI = 85/(1,65)^2 = 85/2,7225 = 31,2
Sie können im Taschenrechner 85 eingeben und dann durch 1,65 teilen und noch einmal durch 1,65 teilen.

Tabelle: Bewertung des BMI

BMI	Bewertung	entspricht bei 1,65 m	entspricht bei 1,75 m
Unter 20	Untergewicht	unter 54,5 kg	unter 61,3 kg
20–25	Normalgewicht	54,5–68,1 kg	61,3–76,6 kg
25–30	Übergewicht	68,1–81,7 kg	76,7–91,9 kg
30–40	Adipositas	81,7–108,9 kg	91,9–122,5 kg
Über 40	Exzessive Adipositas	über 108,9 kg	über 122,5 kg

Ziel eines jeden Menschen sollte es sein, sich im Bereich des Normalgewichtes zu bewegen. In großen statistischen Untersuchungen hatten Menschen in diesem Bereich die höchste Lebenserwartung. Waren die Menschen untergewichtig, so war die Sterblichkeit für alle Todesursachen erhöht. Waren sie übergewichtig, so war die Sterblichkeit – hier hauptsächlich durch Gefäß- und Krebserkrankungen– auch erhöht, je höher das Übergewicht, desto kürzer war die Lebenserwartung. Das Übergewicht erwies sich dabei als unabhängiger Risikofaktor. Das heißt, auch wenn man andere Risikofaktoren herausgerechnet hat, blieb das Übergewicht als Risikofaktor erhalten. Natürlich liegen bei Übergewicht Faktoren wie etwa Bluthochdruck, Fettstoffwechselstörungen und eben auch Diabetes gehäuft vor und verstärken nochmals die tödliche Wirkung des Übergewichts.

Nun sagen manche von Ihnen sicher: Ja, aber ich habe doch einen schweren Knochenbau, meine Figur, meine Konstitution ist einfach von Geburt her eine andere, für mich gelten diese Zahlen doch so nicht. Natürlich spielt die Konstitution, ob jemand eher grazil oder eben stämmig ist, eine gewisse – wenn auch meist überschätzte – Rolle. Dies macht allenfalls einige wenige Kilogramm aus. Schauen Sie doch bitte einmal auf die Beispiele. Bei einer Körpergröße von 1,65 m „dürfen" Sie 54 bis 68 kg wiegen, bei 1,75 m sogar 61 bis 77 kg. Das ist eine unglaublich große Bandbreite, innerhalb derer Sie sich bewegen dürfen. Wir reden hier nicht von ein paar hundert Gramm oder ein, zwei Kilo, es geht um die Größenordnung von 5 oder 10 Kilo. Die Übergänge sind auch fließend. Es ist ja nicht so, dass Sie bei einem BMI von 24,9 das ewige Leben sicher haben, bei 25,1 schwebt dann das Damoklesschwert des vorzeitigen Todes über Ihnen und bei 30,1 sollten Sie sich schon einmal Ihren Sarg aussuchen. Nein, das Risiko steigt kontinuierlich und langsam an, wobei der Anstieg mit zunehmendem BMI allerdings immer steiler wird.

BMI und Diabetes: Welchen Zusammenhang gibt es zwischen Übergewicht und Zuckerkrankheit?

Übergewichtige sind meistens übergewichtig, weil sie zu viel Fett haben und nicht weil die Knochen zu schwer sind oder sie enorme Muskelpakete angehäuft haben. Ein vermehrter Fettgehalt des Körpers fördert aber die Insulinresistenz (siehe Kap. Insulinresistenz) und damit die Entwicklung eines Diabetes. Dass es hier aber nicht um „Peanuts" geht (vielleicht 10 % höheres Risiko für Diabetes bei 10 kg Übergewicht), sondern um deutliche Unterschiede, sollen Ihnen folgende Zahlen veranschaulichen:

Menschen, die mit Anfang 20 übergewichtig sind, also einen BMI zwischen 25 und 30 aufweisen, haben ein etwa 4-fach erhöhtes Risiko, später einen Diabetes Typ 2 zu bekommen, das ist ein auf 400 % erhöhtes Risiko! Liegt der BMI gar über 30, so ist das Risiko, später Diabetiker zu werden, 23-mal so groß! Das zeigt, um welche Dimensionen es hier geht.

Übergewicht ist der Hauptfaktor für einen Typ-2-Diabetes. Dann kommt lange Zeit gar nichts, dann kommen Bewegungsarmut, Ernährung, Vererbung, Nährstoffversorgung usw.

Diese Zahlen sollten Sie kennen. Sie werden Sie intellektuell in Ihrem Beschluss bestärken, abnehmen zu wollen. Damit haben Sie es aber noch nicht emotional akzeptiert – und umgesetzt schon gar nicht. Schauen Sie hierzu bitte auch in das Kapitel Motivation.

Noch etwas am Rande: Es ist nicht nur das Ausmaß des Übergewichtes entscheidend, sondern auch das Fettverteilungsmuster. Sie wissen, dass es Übergewichtige gibt, die ihren „Rettungsring" eher um den Bauch oder aber an den Hüften tragen. Die Medizin bezeichnet dies als androgynen oder gynoiden Typen. Wozu gehören Sie?

Fettverteilungsmuster

Typ	*Geschlecht*	*Lokalisation*	*Risiko*	*andere Bezeichnung*
Androgyn	eher Männer	Bauch („Bierbauch")	höher	Apfeltyp
Gynoid	eher Frauen	Hüfte („Reiterhose")	geringer	Birnentyp

Studien haben ergeben, dass der „Bauchspeck" prognostisch ungünstiger als der „Hüftspeck" ist. Dafür scheinen unterschiedliche Hormonproduktionen in den verschiedenen Fettlokalisationen verantwortlich zu sein. Dies mag für den (meist weiblichen) „Birnentyp" ein gewisser Trost sein – bei erheblichem Übergewicht sollten Sie trotzdem etwas tun. Und die „Apfeltypen" müssen halt erst recht etwas tun.

Rauchen: Selbstmord für Diabetiker

Der Diabetiker ist bereits ohnehin gefährdet. Dieses vorhandene Risiko wird durch das Rauchen nochmals potenziert. Der Diabetiker ist durch seinen gestörten Zuckerstoffwechsel bereits mehr mit freien Radikalen (→ Nahrungsergänzungen, Vit. E) belastet als der Gesunde. Rauchen erhöht diese Belastung nochmals enorm. Was glauben Sie, wie viele einzelne freie Radikale ein einziger Zigarettenzug enthält? Sie werden es kaum glauben. Die Zahl lautet 100 000 000 000 000 freie Radikale oder 10^{14}. Jedes freie Radikale kann theoretisch eine Lungenzelle zum Entarten bringen (→ Krebs) oder ein LDL-Cholesterin oxidieren (= ranzig werden lassen), sodass es sich leichter an die Gefäßwände ablagert. Der Diabetiker verbraucht zum Entgiften dieser freien Radikale aus dem Rauch also noch mehr seiner Antioxidanzien, von denen er ohnehin zu wenig hat. Selbst die DGE (Deutsche Gesellschaft für Ernährung), die eher konservativ bezüglich der Empfehlung von Nahrungsergänzungen ist, empfiehlt dem Raucher eine deutlich höhere Zufuhr mit dem Antioxidans Vitamin C.

Dazu kommt noch, dass der Zigarettenrauch viel Kadmium enthält. Für die Entgiftung von Kadmium verbraucht der Organismus Zink. Zink wird aber wiederum für eine gute Blutzuckereinstellung benötigt (→ Nahrungsergänzungen, Zink).

Zigaretten fördern also die Arteriosklerose (besonders bei Diabetikern) nicht nur am Herzen, sondern auch und vor allem in den Beingefäßen. Die periphere Verschlusskrankheit der Beine, das so genannte Raucherbein, führt zu Schmerzen nach längerem, später auch nach kürzerem Gehen. Die Gewebe werden schlechter durchblutet und sterben schließlich ab. Es drohen Amputationen. Dieses Raucherbein kommt eigentlich nur bei Rauchern (sagt ja schon der Name) und bei Diabetikern (das wissen viele nicht) vor. Nun können Sie sich selbst ausmalen, wie hoch das Risiko ist, wenn ein Diabetiker raucht ...

Dass Diabetiker ihre Sucht beenden sollten, ist unbestritten, wenn man die obigen Argumente ernst nimmt. Dies ist aber nur die intellektuelle Ebene. Der Kopf wird erreicht, der Bauch aber nicht. Also müssen wir andere Argumente finden, die auch den Bauch erreichen.

Tod, Herzinfarkt, Schlaganfall oder Beinamputation sind so bedrohlich, dass wir diese katastrophalen Folgen des Rauchens einfach verdrängen müssen. Zwei Argumente gibt es jedoch, an denen Raucher nicht vorbei können:

Für Frauen: Rauchen belastet auch die Haut mit freien Radikalen, Ihre Haut altert also schneller. Gleichzeitig steht weniger Vitamin C für die Kollagensynthese und damit für die Hautreparatur zur Verfügung. Die Haut altert noch schneller. Und zwar irreversibel. Wenn Sie schon nicht wegen ihrer Gefäße aufhören wollen zu rauchen, dann sollten Sie es wegen Ihrer Schönheit tun.

Für Männer: Rauchen schädigt nicht nur die Gefäße des Herzens, des Gehirns und der Beine. Denken Sie doch noch einmal an Ihr wichtigstes Stück. Ja genau, auch die Penisdurchblutung wird deutlich beeinträchtigt. Noch nicht nach 5 Jahren Rauchen, vielleicht noch nicht nach 10 Jahren, aber irgendwann einmal. Und das ist dann nicht mehr rückgängig zu machen. Die Ärzte nennen das „erektile Dysfunktion", Ihre Partnerin sagt es einfacher: „Er kriegt ihn nicht mehr hoch". Mit Nicht-Rauchen können Sie das verhindern.

Jeder kann aufhören. Es gibt inzwischen viele Hilfsmöglichkeiten. Manche Ärzte, Krankenkassen oder Volkshochschulen bieten Kurse an (in der Gruppe ist es immer einfacher als allein). Es gibt eine Vielzahl an Büchern zum Thema. Zur Not kann man sich auch mit Akupunktur oder Nikotinkaugummis behelfen.

- Es gibt nicht **den** Weg zur Nikotinentwöhnung! Viele Wege führen nach Rom. Suchen Sie den, der zu Ihnen am besten passt.
- Auch wenn Sie es schon zehnmal nicht geschafft haben. Die Chance, dass Sie es beim nächsten Mal schaffen, ist groß, wenn Sie nur wollen.
- Erwarten Sie kein Wundermittel, das Sie von Ihrer Sucht befreit. Es gibt Hilfsmittel und Techniken, die den Entzug erleichtern. Die Hauptarbeit müssen Sie aber schon selber leisten.

Cholesterin: Worauf müssen Sie wirklich achten?

Von allen klassischen Risikofaktoren gilt das Cholesterin immer noch als der umstrittenste. Das liegt unter anderem daran, dass das ein sehr komplexes Thema ist. Cholesterin selbst ist nicht schädlich, sondern nur das LDL-Cholesterin (eine besondere Unterfraktion des Gesamtcholesterins). Eine andere Unterfraktion, das HDL, weist hingegen sogar Schutzwirkungen auf. Es scheint auch gar nicht einmal das LDL so gefährlich zu sein, sondern das oxidierte, also das ranzig gewordene LDL-Cholesterin. Hohes Gesamtcholesterin ist meist mit hohen LDL-Spiegeln verbunden. Ist viel LDL da, ist meist auch ein mehr oder weniger großer Teil davon oxidiert – weniger aber, wenn man sich weitgehend vegetarisch mit vielen antioxidativen Nährstoffen versorgt.

Erschwerend kommt hinzu, dass nach den jetzigen Grenzwerten (in den meisten Labors 200 mg/dl Gesamtcholesterin) die Hälfte der Bevölkerung, bei den über 60-Jährigen sogar mehr als 90 %, für krank im Sinne einer Hypercholesterinämie (zu viel Cholesterin im Blut) erklärt wird. Wenn fast die gesamte erwachsene Bevölkerung „krank" ist, dann stellt dies natürlich einen extrem großen und attraktiven Markt dar.

Die Pharmaindustrie wird nicht müde, auf die Notwenigkeit und die Erfolge einer cholesterinsenkenden Medikation hinzuweisen. Die Margarineindustrie verteufelt die Butter und will mehr Margarine verkaufen. Die Anhänger der Vollwerkost verteufeln wiederum die Margarine als schädliches Kunstprodukt. Und einige Menschen behaupten, Cholesterin sei lebensnotwendig und kann daher überhaupt nicht schädlich sein, je mehr, desto besser und eine Senkung führe zu Knochenschwund, mangelnder Leistungsfähigkeit und Impotenz. Wie soll man sich da zurechtfinden?

Eine gute Orientierung hat man schon, wenn man fragt, welche ökonomischen oder ideologischen Interessen vertritt der jeweilige Meinungsbildner. Das heißt nicht, dass alles falsch ist, was Pharmaindustrie, Margarineindustrie, Alternative oder andere behaupten, aber man muss durchaus kritisch sehen, aus welcher Ecke welche Behauptung kommt und ob das Gesagte nur behauptet wird (weil die Theorie so schön ist) oder ob es dafür auch fundierte Belege gibt.

Einige theoretische und praktische Hinweise möchte ich Ihnen hier kurz geben:

- In epidemiologischen Untersuchungen hat sich das Cholesterin als unabhängiger Risikofaktor für Arteriosklerose (Herzinfarkt, Schlaganfall, Verschlusskrankheit der Beine) erwiesen.
- LDL steigert das Risiko.
- HDL senkt das Risiko.
- Es gibt keinen allgemeinen Grenzwert, unterhalb dessen kein Risiko besteht und oberhalb dessen alle gefährdet sind. Es gibt nur individuelle Grenzwerte, die abhängig sind von Alter, Geschlecht, Vorerkrankungen und weiteren Risikofaktoren. Beispiel: Einem gesunden 75-Jährigen ohne weitere Risikofaktoren wird man 275 mg/dl Cholesterin möglicherweise erlauben, einem 35-jährigen Diabetiker mit Herzinfarkt würde man einen Wert von 190 mg/dl noch herunterdrücken wollen.

- Einen Cholesterinmangel gibt es nicht, man braucht keine Angst vor zu tiefen Werten zu haben. Niedriger als auf einen LDL-Wert von knapp unter 100 mg/dl braucht man aber auch einen bereits von einer Gefäßkrankheit Betroffenen nicht zu senken.
- Als Diabetiker haben Sie bereits einen bedeutsamen Risikofaktor. Wünschenswert wäre daher ein Gesamtcholesterin von kleiner als 180 mg/dl, wobei das LDL kleiner als 135 und das HDL größer als 40 mg/dl sein sollte. Der LDL/HDL-Quotient sollte unter 3 liegen.
- Liegt bereits eine arteriosklerotische Erkrankung vor, dann ist man noch strenger: Gesamtcholesterin unter 160, LDL unter 100, HDL über 45 mg/dl und LDL/HDL-Quotient von unter 2,5 wären dann die Messlatten.
- Sie senken das Cholesterin durch eine vegetarisch orientierte, ballaststoffreiche Kost (einmal pro Fleisch oder Wurst, Fische sind erlaubt).
- Sie senken das Cholesterin durch regelmäßige Ausdauerbewegungen (siehe Kap. Bewegungstherapie).
- Sie senken das Cholesterin durch hoch dosierte Artischockenpräparate (z.B. Hewechol®, Natuhepa600® oder HeparPOS®) oder Gelbwurzpräparate (z.B. Infi-tract® oder Curcu-Truw®).
- „Butter oder Margarine?" Diese Frage wird überbewertet. Nur 11 % des gesamten zugeführten Cholesterins in Deutschland stammt aus der Butter. Wenn Sie auf den fetten Käse und die Wurst verzichten, können Sie Butter dünn aufs Brot schmieren.
- Wenn Sie Margarine wählen, dann darf es nur eine Reform- oder Diätmargarine sein. Nur diese ist frei von Transfettsäuren, welche die Arteriosklerose noch fördern. Wer Butter durch eine billige Margarine mit Transfettsäuren ersetzt, treibt den Teufel mit dem Beelzebub aus.
- Noch besser: Machen Sie's doch wie die Griechen. Träufeln Sie ein paar Tropfen Olivenöl aufs Brot. Das schmeckt gut und senkt das Cholesterin sogar etwas.
- Wenn die nichtmedikamentösen Maßnahmen nicht ausreichen, um die angestrebten Zielwerte zu erreichen, so ist auch die Gabe eines synthetischen Cholesterinsenkers in Erwägung zu ziehen.

Triglyceride: Die eigentlichen Fette

In allen Ölen und Fetten sind Triglyceride enthalten, zu einem kleinen Teil auch im Blut. Ärzte sehen hier einen Wert von unter 200, bei Risikopersonen sogar unter 150 mg/dl als wünschenswert an. Als Diabetiker sollten Sie daher eher einen solch niedrigen Wert anstreben. Das Fatale ist, dass gerade Diabetiker häufig besonders hohe Werte aufweisen, wofür das hohe Insulin mit verantwortlich ist. Gleichzeitig ist ausgerechnet das gute HDL-Cholesterin besonders niedrig.

In Studien fand man heraus, dass die Triglyceride kein ganz so wichtiger Risikofaktor wie das Cholesterin sind. Sie sind aber durchaus bedeutsam im Sinne einer Risikoerhöhung, besonders wenn noch andere Risikofaktoren vorhanden sind. Glücklicherweise sind die Triglyceride relativ einfach und schnell zu senken:

- Ernähren Sie sich besonders fettarm, denken Sie auch an die „versteckten" Fette in magerem Fleisch, Wurst, Kuchen usw.
- Reduzieren Sie Ihr Übergewicht.
- Stellen Sie den Blutzucker möglichst günstig ein (unter Berücksichtigung der Insulinresistenz).
- Meiden Sie Alkohol. Bei hohen Triglyceriden ist auch das gern zitierte Gläschen Rotwein pro Tag bereits zu viel.
- Ernähren Sie sich Omega-3-fettsäurereich (→ Neue Risikofaktoren, Fibrinogen).

Bluthochdruck: Gefährlicher als Blutzucker

Neue Studien haben ergeben, dass Diabetiker besonders stark von einer guten Blutdrucksenkung profitieren. Dies scheint sogar wichtiger zu sein, als den Zucker gut einzustellen.

Bewertung des Blutdrucks

Blutdruck	mmHg
Optimal	≥ 120/80
Suboptimal	120-140/80-90
Grenzwertig	140-160/90-95
Erhöht	≥ 160/95

Erhöhter Blutdruck belastet alle arteriellen Blutgefäße und kann zu vorzeitiger Arteriosklerose führen. Besonders betroffen ist aber das Gehirn. Für den

Schlaganfall ist der Bluthochdruck der Risikofaktor Nr. 1. Selbst grenzwertige Blutdruckwerte, die man bei Gesunden ohne weitere Risikofaktoren tolerieren würde, sollten bei Diabetikern unbedingt in den suboptimalen, besser noch in den optimalen Bereich abgesenkt werden – nötigenfalls auch mit Medikamenten.

Vorher sollten Sie aber alle naturheilkundlichen Maßnahmen zur Senkung des Blutdrucks ausnutzen:

- Gewichtsreduktion ist hier die Maßnahme Nummer 1 – jedes Kilo bringt etwa 1–2 mmHg.
- Entspannungstechniken (z.B. Yoga, Autogenes Training, Tai Chi, Meditationen, Muskelentspannung nach Jacobson) sind besonders bei stressbedingtem Bluthochdruck angebracht.
- Ausdauertraining senkt den Blutdruck langfristig erfolgreich ab.
- Alkohol kann sich langfristig blutdrucksteigernd auswirken. Reduzieren Sie Ihren Alkoholkonsum auf maximal zwei bis drei Drinks pro Woche.
- Viele Bluthochdruckpatienten reagieren auf Kochsalzzufuhr mit einer Blutdrucksteigerung. Verwenden Sie Kochsalz daher sparsam und berücksichtigen Sie auch den Salzgehalt in vielen industriell hergestellten Lebensmitteln. Meiden Sie besonders Knabbergebäck – gesalzene Erdnüsse und Kartoffelchips sind wahre Salzbomben. Natriumreiches Mineralwasser führt hingegen nicht zu einer Blutdrucksteigerung – auch wenn es immer wieder anders behauptet wird.

Fazit: Alle Risikofaktoren sind wichtig

Wenn Sie den Prozess der Arteriosklerose und damit Schlaganfälle, Herzinfarkte und Beinamputationen vermeiden wollen, dann sollten Sie als Diabetiker die anderen Risikofaktoren mindestens genauso beachten wie den Blutzucker. Bedenken Sie bitte: Jeder zweite Deutsche stirbt an Herzinfarkt oder Schlaganfall, bei den Diabetikern sind es aber drei von vier Personen.

Der Diabetiker stirbt nicht vorzeitig am Zucker, sondern an der Arteriosklerose durch Hyperinsulinämie und andere Risikofaktoren.

Dieses Kapitel soll Ihnen keine Angst machen. Sie finden hier ja auch positive Lösungsansätze. Ich treffe aber immer wieder Diabetiker, die über die oben beschriebenen Zusammenhänge kaum oder gar nicht informiert sind. Nach dem Lesen dieses Kapitels können Sie nun nicht mehr sagen, Sie hätten es nicht gewusst. Das Wissen allein reicht aber nicht aus. Sie stehen jetzt in der Verantwortung, die Risikofaktoren – wenn Sie denn bei Ihnen vorliegen – auch aggressiv und konsequent anzugehen. Nicht weil Sie Angst vor den Folgen haben, sondern weil Sie ein längeres Leben mit mehr Lebensqualität anstreben (siehe Kap. Motivation).

Neue Risikofaktoren: Anerkannt, aber nicht etabliert

Die Forschung ist keineswegs bei den oben erwähnten und seit langem anerkannten Risikofaktoren stehen geblieben. Viele sind verdächtigt worden, um einige hat es viel Wirbel gegeben, dann ist es wieder sehr still geworden (z.B. Infekte mit Chlamydien). Ich möchte Ihnen hier vier weitere Faktoren vorstellen, für deren Bedeutung es mittlerweile zahlreiche wissenschaftliche Belege gibt. In der Fachwelt werden sie nicht mehr bestritten. Allgemein durchgesetzt haben sie sich aber noch nicht. Woran das liegt, dazu später mehr.

Homocystein: Vergessen Sie Cholesterin, bestimmen Sie Homocystein

Homocystein ist eine Aminosäure (Eiweißbaustein). Das Homocystein kann allerdings nicht in Eiweiß eingebaut werden, sondern ist nutzlos. Es entsteht ständig in unserem Stoffwechsel (z.B. aus dem in Fleisch reichlich enthaltenen Methionin), wird aber gleich wieder in andere, nützliche Aminosäuren umgebaut. Geschieht dies nur unzureichend, dann steigt der Homocysteinspiegel im Blut an, was das Risiko sowohl für Arteriosklerose als auch für Thrombose erhöht. Das bedeutet, dass sich die Gefäße leichter verengen können und in den verengten Gefäßen kann sich noch leichter ein Gerinnsel bilden, was letztlich zum Gefäßverschluss, zum Infarkt führt.

Studien haben ergeben, dass bereits leichte Homocysteinerhöhungen das Risiko bereits so stark erhöhen wie deutliche Cholesterinerhöhungen. Die allenthalben in Arztpraxen und Apotheken feilgebotene Cholesterinmessung ist zwar gut und schön, an das für die Prognose wichtigere Homocystein denken jedoch meist weder die Diabetologen noch die Kardiologen. Das Risiko für Todesfälle durch Herzinfarkt oder Krebs verdoppelt sich nach epidemiologischen Studien bereits bei leichten Erhöhungen zwischen 10 und 15 mmol/l. Dies ist bei den meisten Labors noch der Normbereich. Bei Werten über 15 ist das Risiko für Todesfälle (nicht nur für Erkrankungen) bereits vervielfacht. Etwa ein Drittel der Bevölkerung weist Werte über dem Optimalwert von 10 auf. Bei Patienten, deren Gefäßerkrankung durch die üblichen Risikofaktoren nicht recht erklärbar erscheint, wird man sogar noch häufiger fündig (entweder mit dem Homocystein oder einem der anderen erwähnten „neuen" Risikofaktoren).

Warum achten Ärzte so selten auf diesen Wert, obwohl die Studienlage mittlerweile überwältigend ist? Die Antwort lautet: Die Therapie ist zu einfach! Unser Stoffwechsel benötigt zum Abbau des Homocysteins die Vitamine B6, B12 und Folsäure – und zwar alle drei zusammen. Unter einer ausreichend dosierten Vitamintherapie kann man fast jeden Homocysteinwert (bis auf seltene erblich bedingte massive Erhöhungen) in den Normbereich bringen.

Ich behaupte nun: Wenn das Homocystein nicht durch Vitamine, sondern durch ein synthetisches Medikament, welches patentierbar ist, gesenkt würde, so gäbe es eine oder mehrere Pharmafirmen, die Patente darauf hielten, die Kongresse veranstalten würden und deren Pharmareferenten den Arzt in der Praxis dazu anhalten würden, dieses so unglaublich wichtige Medikament ihren Patienten zu verschreiben – das wäre dann zwar nicht so billig wie die Vitamintherapie, aber es würde wenigstens verschrieben. So besteht die Therapie aber „nur" aus preiswerten Vitaminen, für die es sich nicht lohnt, großartig Werbung zu machen, weil die Investitionen als Profit gar nicht wieder reinkommen können. Dazu kommen noch „ideologische" Gründe bei den deutschen Ärzten: Vitamine sind eben keine „richtige" Medizin.

Welche Vitamine in welchen Dosen sind bei erhöhtem Homocystein angezeigt?

- Folsäure 0,4–1 mg
- Vitamin B6 5–10 mg
- Vitamin B12 10 µg (bei unzureichender Aufnahme über den Darm 300 µg)

Kombinationspräparate:

- Orthoexpert nutri-cor (Vitamin B6 12,5 mg, B12 400 µg, Folsäure 1 mg, Tagesdosis 2 x 1) Tagestherapiekosten 0,63 €
- Folsäure Hevert Tabl. (1 tägl. = 5 mg) + B-Komplex forte-Hevert® Tabl. (1 tägl. = B6 50 mg, B12 500 µg), Tagestherapiekosten zusammen 0,41 €.

In anderen Ländern sieht man das übrigens ganz anders: In Amerika ist es seit einigen Jahren gesetzliche Vorschrift, dass alle industriell hergestellten Getreideprodukte mit Folsäure angereichert werden müssen, um das Homocystein in der Gesamtbevölkerung zu senken. Man kann über eine solche Zwangsvitaminierung aus politischen Gründen durchaus geteilter Meinung sein – unter dem Aspekt der Verhütung von Arteriosklerose macht es durchaus Sinn.

Das Orthoexpert nutri-cor hat den Vorteil, dass es noch Magnesium, Lutein und Q10 enthält (wichtig z.B. bei Herzrhythmusstörungen oder Herzschwäche). B-Komplex forte-Hevert® enthält zusätzlich 100 mg Vitamin B1, welches vor Polyneuropathie zu schützen vermag. Mit jedem der beiden Präparate habe ich gute Senkungen des Homocysteins gesehen.

Lipoprotein(a): Ähnelt dem LDL-Cholesterin, ist aber noch gefährlicher

Lipoprotein(a) (sprich: Lipoprotein klein a) oder Lp(a) ist ein Fetteiweiß, welches dem LDL-Cholesterin sehr ähnlich ist. Es fördert sowohl Arteriosklerose als auch Thromboseneigung. Die Höhe ist zu einem großen Teil erblich festgelegt. Es sollte 0,3 g/l nicht übersteigen. Lp(a) potenziert die schädliche Wirkung anderer Risikofaktoren, besonders des LDL-Cholesterins.

Wie kann man Lp(a) senken? Das ist eine schwierige, bis heute nicht zu beantwortende Frage – jedenfalls was eine Senkung mit einfachen Maßnahmen angeht. Im Gegensatz zum LDL lässt sich Lp(a) nämlich nicht mit diätetischen Maßnahmen oder Cholesterinsynthesehemmern senken. Hohe Dosen Vitamin C sollen Lp(a) reduzieren, was ich aus eigener Erfahrung leider nicht bestätigen kann. Eine besondere Blutwäsche ist in der Lage, Lp(a) aus dem Blut zu filtern. Diese sehr aufwändige und kostspielige Maßnahme kommt allerdings nur für Menschen mit einer ausgeprägten familiären Hypercholesterinämie infrage. Der gleiche Mechanismus, der bei diesen extrem Gefährdeten das LDL entfernt, tut dies auch mit dem Lp(a). Es wird berichtet, dass hohe Dosen von Nikotinsäure oder ACC Lp(a) reduzieren sollen. Eindeutige Belege liegen hierzu meines Wissens nicht vor. Die Konsequenz: Wenn das Lp(a) erhöht ist, dann müssen alle anderen Risikofaktoren noch besser eingestellt sein.

Fibrinogen: Der Blut-Klebstoff

Fibrinogen ist ein Gerinnungsfaktor. Überall, wo eine Wunde auftritt, wirkt Fibrinogen als Kleber und hilft, die Wunde zu verschließen. Es schützt uns daher vor dem Verbluten. Wenn wir eine Läsion an der Innenwand eines Gefäßes haben, dann will das Fibrinogen uns auch vor dem Verbluten schützen und deckt diese Läsion zu. Dabei kann es zu einem Thrombus (Gerinnsel) kommen, der das Gefäß verschließt – wir haben einen Infarkt.

Fibrinogen ist gut für uns. Zu viel davon erhöht aber das Thromboserisiko. Mehr als 4,5 g/l sollten wir nicht im Blut haben, besser wären sogar weniger als 3 g/l. Fibrinogen ist nämlich der bedeutendste Faktor für die Plasmaviskosität, also für die Dickflüssigkeit des Blutes. Es steigert darüber hinaus die Thrombozytenaggregation, fördert also die Fähigkeit der Blutplättchen zusammenzuklumpen und Gerinnsel zu bilden. Bei hohen Werten kommt es nachweislich zu mehr Herzinfarkten und Schlaganfällen, der Schweregrad der koronaren Herzerkrankung nimmt zu und Bypässe verschließen sich schneller.

Einflussfaktoren von Fibrinogen

Erhöhung durch:	*Senkung durch:*
Alter	Alkohol
Rauchen	Bewegung
Diabetes	Omega-3-Fettsäuren
LDL-Cholesterin	HDL-Cholesterin
Gewicht	
Wechseljahre	

Wie Sie sehen gibt es einige Faktoren, die wir nicht beeinflussen können (z.B. Alter oder Wechseljahre), alle anderen Faktoren können Sie aber durchaus verändern (z.B. die Zufuhr von Omega-3-Fettsäuren mit der Nahrung, das Rauchen oder die Bewegung). Fatal ist, dass ein schlecht eingestellter Diabetes einerseits das Fibrinogen erhöht, andererseits beide Faktoren zusammen das Arteriosklerose- und Thromboserisiko enorm erhöhen. Alkohol in geringen Mengen senkt das Fibrinogen. Allerdings müssen Sie bedenken, dass mit Alkohol eine Gewichtsabnahme nur sehr schwer möglich ist. Wenn Sie bereits ein normales Gewicht haben, kein Bluthochdruck, keine Fettleber, keine erhöhte Harnsäure und keine erhöhten Triglyceride vorliegen, dann dürfen Sie sich gern ein Schlückchen genehmigen. Wenn nicht, dann sollten Sie darauf hinarbeiten, dass Sie sich wieder ein Schlückchen erlauben dürfen.

Hochsensitives CRP: Der Entzündungsmarker

Das CRP (= C-reaktives Protein) steigt bei jeder Entzündung im Körper an. Ärzte verwenden diesen Marker zur Beurteilung der Aktivität von Entzündungen, dafür reichen allerdings grobe Werte aus, beispielsweise ob der Wert über 6 mg/dl liegt oder nicht. In den letzten Jahren hat sich die Erkenntnis durchgesetzt, dass die Arteriosklerose (nicht nur, aber) auch eine Entzündungskrankheit ist. Je mehr Entzündungsneigung im Körper vorhanden ist, desto rascher schreitet die Arteriosklerose voran. Um diese Art von Entzündung beurteilen zu können, reicht das übliche CRP allerdings nicht aus. Darum haben Laborärzte das so genannte hochsensitive CRP entwickelt, welches auch einen Bereich weit unterhalb der Werte, wie bei bakteriellen Entzündungen oder Rheumaschüben, quantitativ exakt abdeckt.

Wenn es gelingt, die Entzündungsneigung im Körper zu minimieren, dann sinkt auch das CRP und man erwartet einen langsameren Arterioskleroseprozess. Von den Medikamenten haben Acetylsalicylsäure (= ASS, z.B. Aspirin®) und auch die modernen Cholesterinsynthesehemmer (z.B. Sortis®) einen CRP-senkenden Effekt. Möglicherweise ist das mit ein Grund dafür, dass unter dieser Medikation Patienten mit einer koronaren Herzerkrankung eine geringere Sterblichkeit aufweisen.

Von Seiten der Ernährung haben Omega-3-Fettsäuren einen entzündungshemmenden Effekt (deswegen gibt es bei Eskimos weniger Rheuma und andere entzündliche Erkrankungen). Von Seiten der Ernährung sollten Sie „antientzündliche Fettsäuren“ bevorzugen, d. h. Omega-3-Fettsäuren in Form von fetten Kaltwasserfischen, z. B. Lachs, Makrele, Hering, Thunfisch, mehrmals in der Woche (falls dies schmeckt und vertragen wird) sowie als Öl Leinöl mindestens 1 Esslöffel täglich in Suppen oder Salatsoßen. Leinöl ist sehr hitzeempfindlich und eignet sich nicht zum Braten (kochen können Sie damit aber schon). Hanföl und Rapsöl sind auch Omega-3-fettsäurereich – wenn auch nicht ganz so wie das Leinöl. Gleichzeitig sollten Sie „entzündungsfördernde Fettsäuren“, wie z. B. die Omega-6-Fettsäuren (hierzu zählt Linolsäure beispielsweise in Sonnenblumen- und Distelöl), vor allen Dingen aber arachidonsäurehaltige Lebensmittel, wie z. B. Fleisch, Wurst und fette Milchprodukte weitgehend meiden.

Lassen Sie Fibrinogen und hochsensitives CRP nicht während eines Infektes oder einer Entzündung bestimmen, da dann die Werte erhöht sein können.

Fazit: Lassen Sie die neuen Risikofaktoren bestimmen

Beim Homocystein habe ich schon ausgeführt, warum konventionelle Ärzte diese wichtigen Risikofaktoren nicht bestimmen. Hier noch einmal die wichtigsten Gründe:

- „Was der Bauer nicht kennt, frisst er nicht." Vielen Ärzten sind diese Faktoren noch unbekannt oder zu neu. Sie können sie weder richtig interpretieren, noch die therapeutischen Konsequenzen in die Wege leiten.
- Warum auch? An der Uni haben sie es nicht gelernt. Und ärztliche Fortbildungen haben diese Faktoren nur selten zum Thema.
- Warum nicht, wo es doch so wichtig ist? Ärztliche Fortbildungen werden meist von Pharmafirmen gesponsert. An diesen Themen haben diese jedoch kein Interesse.
- Warum denn nicht? Weil die Pharmafirmen an diesen Faktoren nichts verdienen. Diese Faktoren lassen sich nur mit einer veränderten Lebensweise, mit naturheilkundlichen Medikamenten ohne große Gewinnspanne oder überhaupt nicht beeinflussen.
- Viele Ärzte scheuen die Bestimmung, weil diese Laborwertbestimmungen doch deutlich teurer als die der üblichen Risikofaktoren sind. Kassenärzte könnten diese Werte zwar über die gesetzliche Kasse abrechnen, tun dies aber nicht, weil sie damit ihr Laborbudget ruinieren. Sie könnten in einen Regress kommen. Und einen Regress fürchtet der Kassenarzt wie der Teufel das Weihwasser: Er kostet viel Zeit, Nerven und Geld – die Kasse fordert das Geld bei Budgetüberschreitungen nämlich vom Arzt zurück. Und welcher Arzt will das schon?

Für wen sind diese Spezialuntersuchungen angezeigt? Ich meine:

- Jeder Gesunde **kann** diese Werte im Sinne eines Check-up einmal bestimmen lassen (z.B. irgendwann zwischen dem 40. und 50. Lebensjahr).
- Jeder Patient mit mindestens einem gravierenden Risikofaktor (z.B. Rauchen, Bluthochdruck) **sollte** diese Werte bestimmen lassen (Diabetiker gehören also von vornherein dazu).
- Jeder von einer arteriosklerotischen Erkrankung (z.B. koronare Herzkrankheit, Herzinfarkt, Schlaganfall, Verengungen der Halsschlagader, arterielle Verschlusskrankheit der Beine, Mikroangiopathie an Auge oder Niere) Betroffene **muss** diese Werte bestimmen lassen (persönliche Ansicht des Autors).

Die Kosten hierfür betragen (nach GOÄ):

– Homocystein	38,21 EUR
– Lipoprotein(a)	20,11 EUR
– CRP sensitiv	13,41 EUR
– Fibrinogen	6,70 EUR
Summe	78,43 EUR

Dringen Sie trotzdem auf die Bestimmung dieser Werte. Bezahlen Sie sie notfalls aus eigener Tasche. Seien Sie es sich wert. Für die Kosten eines Abendessens in einem guten Restaurant erhalten Sie wertvolle Informationen, die für Sie Jahre Ihres Lebens bei guter Lebensqualität bedeuten können. Eine einmalige Bestimmung reicht in der Regel aus. Nur wenn ein Wert zu hoch ist, sollten Sie ihn 3 Wochen bis 3 Monate nach Einleitung einer entsprechenden Therapie kontrollieren lassen.

Motivation: Warum sollte der Diabetiker etwas gegen seinen Diabetes tun?

In den letzten Kapiteln haben Sie erfahren, welch schreckliche Folgen der Diabetes haben kann. Ich habe dies geschrieben, weil jeder Diabetiker darüber informiert sein sollte. Sie sollten über Ihre Krankheit und deren Konsequenzen Bescheid wissen. Reicht das aus, um wirklich aktiv etwas gegen das Fortschreiten der Erkrankung zu tun? Man sollte eigentlich meinen, ja. Wer möchte nicht gern verhindern, dass er in 10 Jahren kaum noch gehen kann, weil aufgrund der Polyneuropathie die Fußsohlen brennen und er gangunsicher geworden ist; dass er in 20 Jahren aufgrund der Retinopathie blind wird oder dass er in 30 Jahren nach einem Schlaganfall im Rollstuhl sitzt? Die erstaunliche Wahrheit ist: Niemand möchte gerne diese Folgen spüren, aber auch (fast) niemand möchte sie aufgrund seines Wissens verhindern!

Wir Ärzte glauben gern, wenn wir unseren Patienten nur die schrecklichen Folgen bestimmter Erkrankungen vor Augen halten und ihnen wissenschaftliche Statistiken darüber zeigen, dann würde das schon ausreichen. Natürlich wäre das vernünftig. Aber wir Menschen werden nur zu einem sehr kleinen Teil von der Vernunft gesteuert. Wenn dies so wäre, dann müsste jeder Patient nach einer Bypass-Operation seines Raucherbeines dem Nikotin sofort abschwören, jeder Patient mit schlechten Leberwerten sofort das Trinken aufgeben und jeder Rückenschmerzpatient sofort täglich mit krankengymnastischen Übungen beginnen. Wir alle wissen, dass das leider nicht so ist.

„Das Rationale am Menschen sind die Einsichten, die er hat. Das Irrationale an ihm ist, dass er nicht danach handelt." (Friedrich Dürrenmatt)

Selbst wir doch so gut informierten Ärzte sind hier kaum besser als die übrige Bevölkerung. Fragen Sie doch einmal in chirurgischen Abteilungen von Uni-Kliniken, wie viele Chirurgen rauchen. Die müssten es doch eigentlich wissen, wo sie täglich verstopfte Gefäße aufwändig umleiten oder Krebse aus verrußten Lungen herausschneiden. Wenn wir vernünftig wären, müsste es nur noch idealgewichtige, joggende Nichtraucher geben. Fragen Sie doch einmal Angehörige dieser seltenen Spezies. Sie werden dort nicht die Antwort hören, dass jemand sich heute über Jahre kasteit, nur um morgen (also in Jahrzehnten) bestimmte Krankheiten zu verhindern. Nein, wenn jemand sich gesund verhält, dann tut er es meistens, weil er gemerkt hat, dass es ihm damit einfach besser geht und dass es ihm Spaß macht. Wir leben nicht gesund, um das Leben zukünftig zu verlängern, sondern um jetzt eine höhere Lebensqualität zu haben! Nebenbei: Diejenigen, die sich ganz bewusst gesund verhalten, um gesund zu bleiben, sehen doch meistens nicht gerade sehr gesund und glücklich aus. Dies spricht aber nicht gegen eine gesunde Lebensweise, sondern gegen eine Einstellung, mit der ich Gesundheit erzwingen will.

„Sich mit einer allzu streng geregelten Lebensweise gesund erhalten zu wollen, ist an sich schon eine sehr ernste Krankheit." (La Rochefoucauld)

Also, die Angst ist es nicht, die uns vor Fehlern in der Lebensweise schützt. Eher im Gegenteil. Wenn Sie Rauchern drastische Filme über die Folgen des Rauchens zeigen, dann müssen die Raucher danach erst einmal eine rauchen. Das ist ein ganz natürlicher Schutzreflex. Manche Wahrheiten sind so bedrohlich, dass ich sie erst einmal verdrängen muss, um jetzt keinen psychischen Schaden zu nehmen. Und wenn man Diabetikern zu sehr mit dem Zeigefinger droht, dann müssen sie danach erst einmal ein Stück Sahnetorte essen. Das ist auch gut so. Es dient der seelischen Stabilität.

Angst ist also ein schlechter Ratgeber. Wir müssen uns eine andere Motivation schaffen. Diabetiker sollten nicht gegen ihren Diabetes ankämpfen (die Überschrift ist also schon falsch formuliert), sondern sich vielmehr für etwas anstrengen. Eine positive Motivation ist immer besser als eine negative. In der Tierdressur wird heute nicht mehr mit Strafen, sondern mit Belohnungen gearbeitet. Kinder erzieht man besser, indem man ihnen eine positives Vorbild vorlebt als dass man sie schlägt. Mitarbeiter sind produktiver und kreativer, wenn man ihnen berufliche Anreize schafft, als wenn man mit Entlassung bedroht. Das ist alles längst bekannt. Nur in der Medizin, nur wenn es um unsere Gesundheit geht (also eigentlich das Wichtigste überhaupt, wie Umfragen immer wieder ergeben), wird unverändert mit Bedrohungsszenarien gearbeitet. Vielleicht ist das der Grund dafür, dass wir so erfolglos sind, was Verhaltensänderungen anbelangt.

Suchen Sie sich also eine positive Motivation. Werden Sie sich erst einmal klar darüber, warum Sie denn ihren Diabetes verbessern wollen. Sind es die Zahlenwerte? Freuen Sie sich, wenn der Nüchternblutzucker nur noch 115 statt 150 mg/dl beträgt, der HbA1c von 8,5 % auf 6,5 % oder die Triglyceride von 300 auf 200 mg/dl gesunken sind? Das kann ein Anreiz sein, die Diabeteseinstellung zu verbessern. Wenn Sie gute Werte sehen, kann es darin unterstützen weiterzumachen, weil Sie auch nachweisbar auf dem richtigen Wege sind. Es kann und sollte aber nicht die Hauptmotivation sein. Denn gute Werte sind zwar ganz schön. Aber davon merken Sie ja nichts. Und dass Sie mit den guten Werten wahrscheinlich einen Herzinfarkt in 20 Jahren verhindern, ist zwar ein reizvoller Gedanke, hilft Ihnen aber jetzt nicht weiter.

Warum möchten Sie sich mehr bewegen? Vielleicht haben Sie gemerkt, dass Sie in letzter Zeit immer träger geworden sind. Sie sind auch nicht mehr so leistungsfähig. Während Sie früher problemlos 5 Stockwerke an einem Stück bewältigen konnten, geht Ihnen jetzt nach dem dritten die Puste aus. Sie möchten wieder körperlich fitter werden. Das ist eine positive Motivation! Trainieren Sie nach den Regeln, wie Sie sie im Kapitel Bewegung nachlesen können. Bleiben Sie am Ball. Überwinden Sie Ihren inneren Schweinehund, auch wenn es am Anfang schwer fällt. Nutzen Sie dabei Tricks:

- Schließen Sie sich einer Lauf- oder Walkinggruppe an.
- Melden Sie sich beim Sportstudio für ein Fat-burning-Programm oder etwas Ähnliches an.
- Verabreden Sie sich mit Freunden regelmäßig zum Sport (sich zum Sport aufzuraffen ist immer eine gewisse Hürde, den vereinbarten Sporttermin abzusagen, ist aber eine noch größere).

- Vielleicht liegt Ihre Laufstrecke auf dem Weg zur Arbeit. Packen Sie Sportsachen ins Auto und fahren Sie nach der Arbeit nicht nach Hause, sondern machen zwei- oder dreimal in der Woche einen Zwischenstopp. Das fällt leichter, als zu Hause anzukommen, dort die Sportsachen zu packen und dann noch einmal weg zu gehen.
- Fahren Sie im Sommer mit dem Fahrrad zur Arbeit (wenn möglich) oder bauen Sie sonstwie körperliche Betätigung in Ihren Alltag, wo immer es geht.

Die ersten drei Monate werden hart. Hier müssen Sie wirklich diszipliniert sein und sich an Ihre eigenen, gesetzten Regeln halten. Entschuldigungen gelten nicht (von ganz bedeutenden einmal abgesehen)! Dann werden Sie aber erste Erfolge verspüren: Sie werden besser Luft bekommen. Die zurückgelegte Strecke wird länger. Dieselbe Strecke können Sie schneller bei gleicher Anstrengung bewältigen. Und das Wichtigste: Wenn Sie Ihren Sport einmal vergessen (oder Sie aus einem ganz wichtigen Grund wirklich einmal nicht können), dann werden Sie das Gefühl haben, dass Ihnen etwas fehlt. Sie brauchen die körperliche Betätigung, weil Sie gemerkt haben, dass sie Ihnen gut tut – nicht weil Sie es aus Vernunftsgründen gegen Ihren erhöhten Blutzucker tun. Genießen Sie es, wenn Sie beispielsweise nach einem anstrengenden Arbeitstag gestresst und kaputt sind, trotzdem Ihr Pensum absolviert haben und danach körperlich zwar erschöpft, seelisch aber entspannt und vor allem zufrieden sind. Sie werden dieses Gefühl nicht mehr missen wollen. Dass dann Ihre Zucker- und Fettwerte sowie der Blutdruck besser werden, ist eine angenehme Nebenwirkung.

Gewichtsreduktion: Positive Verstärkung

Warum wollen Sie eigentlich abnehmen? Weil der Hausarzt es Ihnen verordnet hat? Weil der Partner nörgelt? Weil ich es Ihnen in diesem Buch geraten habe? Alles gut und schön. Das sind aber noch keine Argumente, die Sie dauerhaft dazu bringen können, Gewicht zu verlieren und das neue Gewicht dann auch zu halten. Da muss schon mehr passieren. Auch hier wieder die Frage an Sie: Warum wollen Sie wirklich abnehmen?

Schaffen Sie sich selbst eine gute Motivation und verstärken Sie Ihre Anreize. Hier einige Beispiele (und das sind wirklich nur allgemeine Beispiele, vielleicht finden Sie ganz andere Gründe):

- Sie möchten keinen „Ranzen“ mehr mit sich schleppen, wenn Sie auf einer Wanderung einen Berg schlechter als die anderen erklimmen.
- Sie möchten sich wieder einmal im Bikini ins Schwimmbad trauen.
- Sie möchten für Ihren Partner wieder attraktiver werden.

Belohnen Sie sich, wenn Sie Ihre gesteckten (realistischen!) Ziele erreicht haben. Beispiele:
- Wenn ich in der Woche 500 g abnehme, darf ich am Sonntag ein Glas Wein/Stück Kuchen/halbes Hähnchen essen.
- Wenn ich im nächsten halben Jahr 6 kg abgenommen habe, gönne ich mir das schöne Kleid (eine Nummer kleiner!), das ich schon immer haben wollte.

Weitere Hinweise finden Sie im Kap. Übergewicht: 10 Goldene Regeln.

Andere Maßnahmen: Wie kann ich sie eingewöhnen?

Die lebensstilverändernden Maßnahmen wie eine Ernährungsumstellung oder der Beginn eines körperlichen Trainings sind am schwersten einzuüben. Viele Menschen haben aber auch Schwierigkeiten, ihre verordneten Medikamente, ja selbst Nahrungsergänzungen oder andere „natürliche“ Heilmittel zu schlucken. „Es heißt doch immer: So wenig Medikamente wie möglich. Und jetzt schlucke ich schon zehn verschiedene, das kann doch nicht gut sein.“

Wenn Sie die Einnahme bestimmter Mittel für richtig erkannt haben (seien dies synthetische Medikamente, weil Sie ohne diese Ihren Blutzucker/Blutdruck/Cholesterinspiegel im Moment nicht gut eingestellt bekommen, oder natürliche Pflanzenheilmittel/Homöopathika/Nährstoffe, dann machen Sie sich klar: Diese Stoffe sind Ihre Freunde. Sie helfen Ihnen.

Stellen Sie sich bildhaft vor, wie durch die Einnahme die Gefäße weiter werden, der Blutdruck sinkt oder der Blutzucker langsam in den Keller geht. Verstärken Sie durch Ihre eigene Einbildung die Wirkung, die diese Medikamente ohnehin haben. Sie werden einen viel besseren Erfolg verspüren. Man hat in Untersuchungen festgestellt, dass Arzneimittel viel wirksamer sind, wenn der Patient eine positive Erwartungshaltung hat, andererseits aber viel mehr Nebenwirkungen auftreten, wenn der Patient das Medikament nur mit Misstrauen einnimmt, weil er es eigentlich ablehnt. Nutzen Sie diese psychologischen Erkenntnisse. Programmieren Sie selbst um, ändern Sie Ihre Einstellungen.

Tun Sie nichts gegen Ihren Diabetes, sondern etwas für Ihre Gesundheit, für Ihren Körper, für Ihre Seele.

Rationale Diagnostik: Welche Untersuchungen braucht der Diabetiker?

Zunächst einmal zur Begriffsklärung: Wir reden hier von einer rationalen, also einer vernünftigen Diagnostik. Tatsächlich haben wir im deutschen Kassensystem eine rationelle Diagnostik, d.h. wirtschaftliche Aspekte diktieren weitgehend die Untersuchungen. Und man braucht kein großer Prophet zu sein, um vorauszusagen, dass wir auf eine rationierte Diagnostik zusteuern. Kleine Unterschiede in Namen, die jedoch schwerwiegende Konsequenzen nach sich ziehen.

Das Sozialgesetzbuch V schreibt heute den Ärzten zwingend vor, wie sie zu diagnostizieren und zu therapieren haben. Es soll danach alles erstattet werden, was

- notwendig
- ausreichend
- und wirtschaftlich ist.

Das bedeutet, dass nur noch das zwingend Notwendige, nicht aber das Sinnvolle gemacht werden soll. Diagnostik und Therapie sollen gerade einmal ausreichend sein. In der Schule war es doch ausreichend, wenn man gerade mal an der Fünf vorbeigeschrammt war. Nach dem Sozialgesetzbuch V steht Ihnen als Patient eine befriedigende oder gar eine gute Diagnostik und Therapie überhaupt nicht zu! Und das Ganze soll auch noch wirtschaftlich sein – es darf also nicht allzu viel kosten. In dieser Situation befinden wir uns heute im Kassensystem – und es wird wohl nicht besser werden.

Die Privatpatienten sind aber auch nicht nur zu beneiden. Bei Ihnen kann zwar in der Regel noch alles gemacht (und vor allem auch abgerechnet!) werden, was irgendwie einigermaßen sinnvoll erscheint. Dies bedeutet aber nicht notwendigerweise, dass sie auch wirklich nur das Sinnvolle bekommen. Das, was wir beim Kassenpatienten an Unterdiagnostik erleben, muss der Privatpatient öfter als Überdiagnostik erleiden. Man darf es ja eigentlich nicht laut sagen, aber die Indikation beispielsweise für einen Herzkatheter wird beim Privatpatienten schon mal etwas großzügiger gestellt. Bei anderen diagnostischen Verfahren, die gute Abrechnungsziffern haben, sieht es nicht viel anders aus. Als Kassenpatient müssen Sie sich also manchmal auf die Hinterbeine stellen, um auch nur das Notwendige (vom Sinnvollen reden wir schon gar nicht mehr) zu erhalten. Als Privatpatient müssen Sie sich überlegen, ob jede vorgeschlagene Diagnostik überhaupt sinnvoll oder vielleicht sogar schädlich für Sie ist.

Wenn der Kassenpatient beim Arzt „IGeLt", er also „individuelle Gesundheitsleistungen" wählt, dann darf er diese selbst bezahlen, wird dafür dann aber auch wie ein Privatpatient behandelt. Das bedeutet, er bekommt medizinische Leistungen, die nach Kassenmeinung nicht notwendig, aber medizinisch sinnvoll sind. Er bekommt dann aber mitunter auch Leistungen, die vielleicht noch nicht einmal sinnvoll sind. Legen Sie also bei allen vorgeschlagenen Privatleistungen einen gesunden Skeptizismus an den Tag, lassen Sie sich besonders gut über Nutzen und Risiken aufklären und fordern Sie eine rationale Diagnostik und Therapie ein, wie in diesem Buch vorgeschlagen. Sie haben das Recht dazu!

Mit diesem Vorwort zur Labordiagnostik möchte ich Sie keinesfalls verunsichern, sondern vielmehr sensibilisieren. Übernehmen Sie Mitverantwortung für Ihre Erkrankung, die richtige Diagnostik und die daraus folgende Therapiesteuerung! Der Arzt kann heute nicht mehr die optimale Medizin betreiben, die er an der Universität und in den Lehrbüchern gelernt hat (wenn das überhaupt die optimale Medizin ist – die Naturheilkunde wird ja immer noch weitgehend ignoriert). Er muss vielmehr die minimale Medizin ausführen, die ihm die Gesetze und Kassen vorgeben. Wir wollen die Ärzte hier gar nicht verdammen. Die meisten Ärzte versuchen, einen tragfähigen Kompromiss zwischen der von ihnen für optimal gehaltenen Medizin und den wirtschaftlichen Notwendigkeiten zu finden und dabei noch das Bestmögliche für ihre Patienten zu erreichen. Aber keiner wird von seinem Arzt verlangen können, dass er eigentlich wichtige Untersuchungen bei seinen Patienten durchführt, für die er von der Kasse in Regress genommen wird und die er dann selbst bezahlen muss, weil er angeblich unwirtschaftlich arbeitet, da er die bestimmte Leistung dreimal mehr als der Durchschnitt seiner Kollegen abgerechnet hat. Fordern Sie also die Leistung, die Sie für sich richtig halten, seien Sie aber auch bereit, diese notfalls selbst zu bezahlen.

Nun aber endlich zu den einzelnen diagnostischen Maßnahmen:

Blutzucker: Das Maß aller Dinge

Na klar! Bei der Zuckerkrankheit wollen wir natürlich etwas über den Zuckergehalt im Blut erfahren. Je höher der Blutzucker, desto schlechter die Blutzuckereinstellung. Wir dürfen aber nicht den Fehler machen und wie das Kaninchen auf die Schlange nur auf den Blutzucker achten. Der erhöhte Blutzucker ist nur das Symptom, aber nicht die Krankheit selbst (siehe auch Kap. Insulinresistenz). Trotzdem wollen wir natürlich den Blutzucker in gewissen Grenzen halten. Er gibt uns an, wie erfolgreich wir mit unseren diätetischen und sonstigen Bemühungen gewesen sind. Der Blutzucker ist aber nur eine Momentaufnahme. Er spiegelt lediglich die Situation der letzten Stunden, ja vielleicht sogar nur das Ergebnis der letzten Minuten wider (wenn sie beispielsweise gerade eine Tafel Schokolade gegessen haben).

Wir unterscheiden den Nüchternwert vom so genannten postprandialen Wert, also dem Zuckergehalt im Blut nach einer normalen Mahlzeit. Daneben gibt es dann noch den Wert nach einem oralen Glukosetoleranztest (OGT). Dabei müssen Sie eine größere Menge Traubenzucker (75 g) in Wasser trinken. Es wird dann gemessen, wie Ihr Stoffwechsel mit dieser extremen Zuckerbelastung fertig wird.

Eine genauere Messung als ein alleiniger nüchterner oder postprandialer Wert ist das so genannte Blutzuckertagesprofil. Dabei werden ein Nüchternwert und mehrere Blutzuckerspiegel nach den Hauptmahlzeiten gemessen. Er gibt die Blutzuckereinstellung unter Berücksichtigung der Lebensweise eben und auch nur an diesem Tag an. Gewiefte Diabetiker leben an den Tagen vor sowie an dem Tag des Profils sehr „vernünftig" und können ihrem Arzt dann zeigen, wie gut sie sich an die Anweisungen halten. Danach kann man ja wieder Sahnetorten futtern. Ich verrate Ihnen hier keinen besonderen Trick, jeder Diabetiker kennt ihn ohnehin. Der Diabetiker, der diesen Trick anwendet, betrügt allerdings nicht seinen Arzt, er betrügt sich selbst. Denn er weiß ja nicht, welche Werte er unter seiner „normalen" Lebensweise aufweist – und welche Risiken er möglicherweise damit eingeht.

Die Zahlen geben ungefähre Werte an. Sie können – je nach Art der Blutabnahme (Vene oder Kapillare), Messgerät oder Labor – etwas differieren. Ihrem Laborzettel oder der Geräteanweisung können Sie aber die jeweils gültigen Werte entnehmen.

Wenn der Diabetes schlecht eingestellt ist, werden Sie häufig Werte über dem Normbereich finden. Die Gefahr von Spätschäden erhöht sich, je länger die hohen Blutzuckerwerte bestehen (es geht hier aber nicht um Tage oder Wochen, sondern um Monate und Jahre) und je höher die Werte sind. Die Therapie sollte dann überdacht werden – das Essen, die Bewegung, ggf. auch verordnete Medikamente sollten dann angepasst werden.

Es kann aber auch sein, dass Sie häufiger zu niedrige Werte messen. Es besteht dann die Gefahr einer Unterzuckerung. Vielleicht haben Sie auch schon Symptome einer solchen Hypoglykämie bemerkt. Dann sind Sie medikamentös zu streng eingestellt. Die Zuckertabletten oder die Insulindosis sollten dann in kleinen Schritten in Rücksprache mit Ihrem Arzt reduziert werden.

Auch wenn Sie Werte messen, die stark schwanken – mal sehr hoch, mal wieder nahe an der Hypoglykämie –, sollte das Therapiekonzept überdacht werden. Essen Sie sehr unregelmäßig, mitunter auch mal große, dann aber wieder sehr kleine Portionen, oder lassen Sie gar Mahlzeiten ausfallen? Treiben Sie mal viel Sport, mal gar nicht? Und passen Sie dann die Medikamente der Zufuhr von Zucker oder dem Verbrauch von Kalorien durch Bewegung auch richtig an? Diese Fragen gilt es dann zu beantworten und die entsprechenden Konsequenzen zu ziehen.

Der Blutzucker ist natürlich der wichtigste Laborwert bei Diabetikern. Seine Bedeutung wird aber manchmal überschätzt. Und er muss richtig interpretiert werden.

Blutzuckerwerte

Normalwerte:

Angaben in mg/dl	normal	befriedigend	schlecht
Nüchternwert	60–100	bis 120	über 120
Nach dem Essen	bis 120	120–180	über 180
Nach Glukosebelastung	bis 140	140–200	über 200

Umrechnungsfaktor von mg/dl in mmol/l 0,056 (Beispiel: 100 mg/dl = 5,6 mmol/l)
Umrechnungsfaktor von mmol/l in mg/dl 17,9 (Beispiel: 10 mmol/l = 179 mg/dl)

Messhäufigkeit: Sehr unterschiedlich, bei intensivierter Insulineinstellung mehrfach täglich, bei einem diätetisch gut eingestellten Diabetes unter Umständen einmal alle drei Monate ein Tagesprofil. Der Glukosetoleranztest wird einmalig durchgeführt. Er ist die einzige einfache Möglichkeit, um eine pathologische Glukosetoleranz aufzudecken. Wenn Nüchternblutzucker oder postprandialer Zucker nicht eindeutig sind, kann der OGT weiterhelfen. Ist die Diagnose Diabetes gesichert, benötigt man keinen OPGT mehr.

HbA1c: Der Langzeitblutzuckerwert

Den roten Blutfarbstoff Hämoglobin kennen Sie. Der HbA1c-Wert misst, welcher Anteil des Hämoglobins in verzuckerter Form vorliegt. Je länger Werte oberhalb der Norm bestehen und je höher diese Werte sind, umso mehr verzuckertes Hämoglobin entsteht. Das ist wie beim Hähnchen im Grill. Nun werden Sie sich vermutlich fragen, was gegrillte Hähnchen mit dem Blutzucker zu tun haben. Mehr als Sie denken!

Wenn Fleisch hoch erhitzt wird, dann verbinden sich Zuckermoleküle im Bindegewebe der Haut mit den Eiweißen. Es kommt also zu einer Karamellisierungsreaktion. Das bewirkt den angenehmen Geruch gebratenen Fleisches und den leckeren Geschmack einer kross gebratenen Kruste. Was wir beim Fleisch beobachten und mögen, das passiert chemisch genauso in unserem Körper – nur dass das eben nicht so günstig ist.

Der Blutzucker geht – wenn zu viel vorhanden ist – eine Verbindung mit Eiweißen ein. Diese karamellisieren sozusagen. Die moderne Medizin nennt solche Verbindungen AGEs, das bedeutet Advanced glykation endproducts – also fortgeschrittene verzuckerte Endprodukte. Diese Moleküle sind dann natürlich nicht mehr so funktionstüchtig wie die ursprünglichen Ausgangssubstanzen. HbA1c ist ein solches AGE.

Ein hoher HbA1c zeigt uns also zwei Dinge an:

Der Blutzucker war in den letzten zwei bis drei Monaten im Durchschnitt schlecht eingestellt. Das Therapiekonzept sollte überdacht werden.

Der HbA1c ist ein Marker für AGEs. Wenn der rote Blutfarbstoff verzuckert, dann geschieht dies auch bei anderen Molekülen unseres Körpers, z.B. im Nervensystem mit der Gefahr einer diabetischen Polyneuropathie. Diabetische Spätkomplikationen treten umso mehr und umso rascher auf, je höher der HbA1c ist.

Normalwert: Bis 6,1 %, Werte über 7,5 % gelten als Hinweis auf eine absolut ungenügende Blutzuckereinstellung, Werte über 9 % sind katastrophal.
Messhäufigkeit: Alle drei Monate, bei sehr stabiler Einstellung ggf. auch seltener, z.B. jährlich.

Insulin und C-Peptid: Wie viel produziert die Bauchspeicheldrüse noch?

Beim Diabetes Typ 2 ist nicht nur zu wenig Insulin vorhanden, es ist meistens sogar zu viel vorhanden (siehe. Kap. Insulinresistenz). Wie viel noch oder ob zu viel vorhanden ist, dies können wir anhand der Insulinmessung feststellen. Nun sollte nicht jeder seinen Insulinspiegel untersuchen lassen (nicht nur, weil es eine relativ teure Untersuchung ist). Zwei Gruppen benötigen auf gar keinen Fall eine Messung: Typ-1-Diabetiker – bei ihnen lässt sich praktisch kein Insulin mehr nachweisen (in der Messung würden wir ohnehin kein selbst produziertes, sondern das von außen gespritzte Insulin erfassen) – und Typ-2-Diabetiker, die mit Ernährung und/oder Tabletten noch so halbwegs auskommen – sie haben auf jeden Fall normale oder zu hohe Spiegel.

Eine Messung des Insulinspiegels ist dann sinnvoll, wenn der Diabetiker mit Tabletten nicht gut eingestellt ist und die Frage zu beantworten ist, ob der richtige Zeitpunkt für den Umstieg auf Insulinspritzen gekommen ist. Ist der Insulinspiegel an der unteren Normgrenze oder darunter, dann sollte eine Insulintherapie in Erwägung gezogen werden. Ist der Insulinspiegel aber noch normal oder gar zu hoch, dann würde mit der Insulinspritze die Insulinresistenz (siehe Kap. Insulinresistenz) eher noch verstärkt. In dieser Phase darf kein Insulin gespritzt werden, vielmehr gilt es, die Insulinresistenz ursächlich anzugehen! Leider fangen die meisten Diabetiker in dieser Phase, in der sie ihren Zucker noch erfolgreich behandeln könnten, mit dem Spritzen an – natürlich fast immer, ohne dass der Arzt vorher den Insulinspiegel gemessen hat.

Wenn Ihr Arzt Sie von Tabletten auf Insulin umstellen will, dann bestehen Sie auf eine vorherige Insulinmessung!

Kann man denn auch noch die Insulineigenproduktion messen, wenn bereits Insulin gespritzt wird? Ja, aber hier dürfen wir nicht das Insulin bestimmen, denn dann wissen wir ja nicht, welches gespritzt wurde und wie viel der Körper selbst produziert hat. Vielmehr müssen wir den C-Peptid-Wert messen. Was ist das C-Peptid? Der Körper wandelt eine Vorstufe des Insulins in das eigentlich wirksame Insulin um. Dabei schneidet ein Enzym einen Teil der Insulinvorstufe ab – nämlich das C-Peptid. Da gespritztes Insulin kein C-Peptid enthält, bei der Entstehung körpereigenen Insulins aber immer C-Peptid anfällt, ist der C-Peptid-Wert ein sehr genauer Marker für die körpereigene Insulinsynthese.

Erstaunlicherweise haben viele Diabetiker, die Insulin spritzen, völlig normale, nicht selten sogar erhöhte C-Peptid-Werte. Trotz Zufuhr von außen produziert die Bauchspeicheldrüse genauso viel Insulin (oder noch mehr!) wie bei einem Stoffwechselgesunden – es wird aber nicht richtig verwertet. Diese Patienten dürften eigentlich gar kein Insulin spritzen, vielmehr müssten sie ihre Insulinresistenz vermindern (siehe Kap. Insulinresistenz). Ist das C-Peptid jedoch unterhalb des Normbereichs, dann ist die Bauchspeicheldrüse tatsächlich in die Erschöpfungsphase gekommen, eine Insulingabe ist jetzt wirklich unumgänglich.

Insulin – ja oder nein?
Leider wird diese für die Frage entscheidende Messung nur äußerst selten durchgeführt. Ich rate keinem Diabetiker dazu, Insulin zu spritzen, bevor diese Frage nicht geklärt ist. Jedem Diabetiker, der bereits Insulin spritzt und ein hohes C-Peptid aufweist, kann ich die berechtigte Hoffnung machen, dass er vom Insulin herunter kommt – wenn er es wirklich will und bereit ist, daran mitzuarbeiten.

Normalwerte: Insulin 5–25 mIU/l, C-Peptid 0,33–1,2 nmol/l.
Niedrigere Werte: Erschöpfung der Insulin produzierenden Zellen der Bauchspeicheldrüse.
Höhere Werte: Deutliche Insulinresistenz.
Messhäufigkeit: Meist reicht es einmal aus, um die Frage „Insulin – ja oder nein?“ zu beantworten, ggf. nach einigen Jahren Wiederholung, wenn sich die Frage erneut stellt.

Zucker im Urin: Das Fass läuft über

Zucker ist für den Körper ein wertvoller Energieträger, den er nur ungern verliert. Im Primärharn der Niere ist genauso viel Zucker wie im Blut vorhanden. Die herausragende Leistung der Nieren besteht darin, die 200 l (!) täglich produzierten Primärharnes auf die tatsächlich ausgeschiedenen 2 l „einzudampfen“ und dabei überflüssige und schädliche Stoffe auszuscheiden, wertvolle Stoffe wie Mineralien, Aminosäuren und eben auch Glukose aber wieder zurückzugewinnen. Dies kann die Niere nur bis zu einem gewissen Maß. Diese

Grenze, bis zu der Zucker aus dem Harn vollständig zurückgewonnen werden kann, bezeichnen wir als so genannte Nierenschwelle. Sie liegt meist bei etwa 160-180 mg/dl, kann bei einer diabetischen oder sonstigen Nierenschädigung aber auch deutlich darunter liegen.

Das bedeutet für Sie: Wenn Sie eine Nierenschwelle von 180 mg/dl haben, erscheint überhaupt kein Zucker im Urin, wenn Sie in den letzten Stunden vor der Urinmessung den Blutzuckerwert von 180 mg/dl nicht überschritten haben. Bei einem Blutzucker von 190 mg/dl würden kleine Mengen im Harn erscheinen. Bei einem Blutzucker von über 300 mg/dl kann der Harnzucker leicht im Grammbereich liegen. Dies bedeutet nicht nur einen Energieverlust (das wäre für den Diabetiker, der ja meist sowieso abnehmen soll, ja gar nicht so schlecht), sondern es gehen mit dem Zucker auch mehr Wasser verloren (der Diabetiker trocknet aus, das Blut dickt ein, der Blutdruck steigt). Und es gehen auch vermehrt Mineralien verloren, die wir wiederum für eine gute Blutzuckereinstellung brauchen (wie Zink, Chrom, Magnesium, siehe Kapitel Diabetes: Heilung durch Nahrungsergänzungen?). Sie kommen also in einen Teufelskreis aus schlechter Zuckereinstellung → Zuckerverluste im Urin → Mineralverluste → noch schlechtere Zuckereinstellung.

Ein Überschreiten der Nierenschwelle mit Zucker im Harn ist immer ein Zeichen einer schlechten Zuckereinstellung. Durchbrechen Sie den Teufelskreis!

Patienten, die den Blutzucker mit einem Gerät selbst messen und gleichzeitig den Urinzucker mit Urinteststäbchen bestimmen, können selbst abschätzen, ab welchem Blutzuckerwert der Zucker im Urin erscheint. Wichtig ist, dass der Zucker im Urin zu verschiedenen Zeiten gemessen wird. Die Untersuchung des Morgenurins ist wichtig, um hohe Blutzuckerwerte in der Nacht, wo Sie den Blutzucker ja in der Regel nicht messen, erkennen zu können. Mit Messungen am Tage können Sie erkennen, ob es nach der Mahlzeit zu Blutzuckeranstiegen über die Nierenschwelle hinaus gekommen ist. Der große Vorteil der Urinzuckerbestimmung ist: Sie müssen sich nicht in den Finger stechen. Wenn die grobe Beurteilung der Frage „Blutzucker unter- oder oberhalb der Nierenschwelle?" ausreichend erscheint, können damit Blutzuckerbestimmungen ersetzt werden (gelegentlich sollte aber auch einmal der Blutzucker bestimmt werden, beim Diabetiker, der Insulin spritzt, ist dies sogar zwingend).

Normalwert: kein Zucker im Urin messbar, Spuren sind tolerabel, mehrere Gramm pro Liter sind indiskutabel.
Messhäufigkeit: Bei schlecht eingestellten Diabetikern ggf. für eine gewisse Zeit täglich, eventuell sogar mehrmals täglich, ansonsten einmal alle drei Monate, bei diätetisch stabil eingestelltem Diabetes ggf. noch seltener, mindestens aber einmal jährlich.

Aceton im Urin: Wenn Diabetiker sauer werden

In einer Hungersituation, beim Fasten oder bei sehr hohen Blutzuckerwerten gewinnt der Stoffwechsel seine Energie vorrangig aus dem Fettstoffwechsel. Dabei entstehen so genannte Ketonkörper wie z.B. Aceton. Der Organismus „versauert", es entsteht eine so genannte Ketoazidose. Der Diabetiker ist dann in Gefahr, ein diabetisches Koma zu entwickeln. Bei Nachweis von Aceton im Urin sollte sich der Diabetiker sofort mit einem Arzt in Verbindung setzen! Auch bei einem Infekt, selbst wenn der Diabetiker gar nichts isst, kann der Blutzucker ansteigen und sich eine Ketoazidose entwickeln. Aceton kann im Urin mit Messstreifen nachgewiesen werden. Diabetiker mit einer Ketoazidose riechen oft nach Nagellackentferner oder nach sauren Äpfeln.

Normalwert: Negativ.
Messhäufigkeit: Bei hohen Blutzuckerwerten mit Verdacht auf Ketoazidose.

Bei Behandlung mit Biguaniden (siehe Kap. Medikamente) darf überhaupt keine Ketoazidose entstehen! Im Zweifelsfall (beispielsweise bei einem Infekt, besonders bei Magen-Darm-Infekt) messen Sie lieber einmal zu viel als einmal zu wenig das Aceton. Aceton zeigt eine Gefahr für jeden Diabetiker an, beim Patienten unter Biguaniden kann es lebensgefährlich sein!

Mikroalbuminurie: Die Warnung der Niere

Über die Niere gehen immer auch Spuren von Eiweißen verloren. Ein Eiweiß, welches besonders gut nierengängig ist und sich somit für die Eiweißuntersuchung im Urin eignet, ist das Albumin. Wenn die Niere durch den Zucker bereits geschädigt ist oder wenn die Blutzuckereinstellung schlecht ist, dann erscheint mehr Albumin im Urin. Je mehr Eiweiß im Urin ausgeschieden wird, desto mehr ist die Nierenfunktion geschädigt. Auch wenn die Blutwerte für die Nieren (Kreatinin, Harnstoff) noch normal sind, kann die Mikroalbuminurie bereits eine frühe Schädigung anzeigen.

Dann muss massiv gegengesteuert werden, damit es nicht in einigen Jahren zu Nierenversagen und damit zur Dialyse (künstliche Blutwäsche) führt! Die Mikroalbuminurie ist, das haben Studien gezeigt, noch gut reversibel. Voraussetzung dafür ist allerdings eine gute Blutzuckereinstellung (erkennbar an einem beständig guten HbA1c-Wert), ein systolischer Blutdruck von weniger als 115 mmHg, möglichst niedrige Blutfettwerte sowie das Nichtrauchen. Bei Werten über 300 mg/d sprechen wir nicht mehr von einer Mikroalbuminurie, sondern von einer Proteinurie (massive Eiweißverluste), die bis zu mehreren Gramm pro Tag betragen können. Hier ist die Niere schon deutlicher beeinträchtigt. Spätestens dann sollten (neben einer Intensivierung der Diabetestherapie) auch Medikamente zum Einsatz kommen, die eine nephroprotektive (nierenschützende) Wirkung haben (wie ACE-Hemmer, AT1-Rezeptorantagonisten).

Normalwert: kleiner 15 mg/l, bei Werten bis 200 mg/l (bei einem Gesamturin von 1,5 l) sprechen wir von einer Mikroalbuminurie, darüber von einer Proteinurie.
Messhäufigkeit: Mindestens einmal jährlich.

Fettwerte: Cholesterin und Triglyceride lassen die Adern verkalken

Wenn schon ein Diabetes als Risikofaktor für Gefäßerkrankungen vorhanden ist, dann muss das Cholesterin umso schärfer eingestellt sein, damit die Risiken sich nicht potenzieren können. Wenn bereits Gefäßerkrankungen vorliegen (zum Beispiel Verengungen der Herzkranz-, Gehirn- oder Beingefäße), dann sollten die Werte noch besser sein. Wichtig ist beim Cholesterin, dass nicht nur das Gesamtcholesterin betrachtet wird, sondern dass auch die Unterfraktionen LDL (schlecht) und HDL (gut) gemessen werden und in die Bewertung mit einfließen. Daraus können Sie dann den für das Gefäßrisiko wichtigen LDL/HDL-Quotienten berechnen. Beispiel: LDL 150, HDL 50, der Quotient liegt dann bei 150/50 = 3.

Fettwerte im Blut

Werte in mg/dl	Gesunde	Diabetiker	Gefäßkranke
Gesamtcholesterin	unter 200	unter 180	unter 160
LDL	unter 160	unter 130	unter 100
HDL	über 40	über 50	über 60
Triglyceride	unter 200	unter 175	unter 150
LDL/HDL	3–4	unter 3	unter 2,5

Cholesterin
Umrechnungsfaktor von mg/dl in mmol/l: 0,026 (Beispiel: 200 mg/dl = 5,2 mmol/l)
Umrechnungsfaktor von mmol/l in mg/dl: 39 (Beispiel: 5 mmol/l = 195 mg/dl)

Triglyceride
Umrechnungsfaktor von mg/dl in mmol/l: 0,011 (Beispiel: 200 mg/dl = 2,2 mmol/l)
Umrechnungsfaktor von mmol/l in mg/dl: 88 (Beispiel: 2 mmol/l = 176 mg/dl)

Harnsäure: Der Stoff, aus dem die Gicht ist

Bei Diabetikern – besonders wenn sie übergewichtig sind – ist oft auch die Harnsäure erhöht. Neben erblichen Belastungen zeigt sie an, dass zu viel purinhaltige Lebensmittel verzehrt werden (meist zu viel Fleisch und Wurst, besonders purinhaltig sind Innereien), zu wenig Flüssigkeit zugeführt wird und/oder zu viel Alkohol getrunken wird.

Normalwert: kleiner 7 mg/dl, bei Frauen kleiner 6 mg/dl.
Messhäufigkeit: mindestens einmal jährlich, bei erhöhten Werten öfter, bis zur Normalisierung (ggf. unter Medikamenten), im Fasten nach etwa einer Woche.

Neue Risikofaktoren: Lp(a), Homocystein, Fibrinogen, hochsensitives CRP: Was bedeuten sie?

Diabetiker sind stark gefährdet, eine Arteriosklerose zu entwickeln. Während der Arzt die klassischen Risikofaktoren routinemäßig bestimmt, wird die Testung von inzwischen schulmedizinisch anerkannten, aber noch nicht etablierten Risikofaktoren stiefmütterlich gehandhabt. Dringen Sie darauf, dass diese Werte wenigstens einmal bei Ihnen bestimmt werden (in der Regel führt der Arzt dies jedoch nicht als Kassenleistung durch).

Normalwerte:

Lp(a):	kleiner 0,3 g/l
Homocystein:	kleiner 10 μmol/l, deutliches Risiko ab 15 μmol/l
Fibrinogen:	kleiner 3 g/l, deutliches Risiko ab 4,5 g/l
Hochsensitives CRP:	kleiner 1,7 mg/l, deutliches Risiko ab 3 mg/l.

Lassen Sie Fibrinogen und hochsensitives CRP nicht während eines Infektes oder einer Entzündung bestimmen, da hierunter die Werte erhöht sein können.

Leberwerte: Wenn die Leber verfettet

Der meist übergewichtige Diabetiker hat häufig auch eine Mastfettleber, selbst wenn er kaum Alkohol trinkt. Dabei gehen vermehrt Leberzellen kaputt, was sich in erhöhten Transaminasen niederschlägt. Das sind Enzyme, die eigentlich nur in den Zellen vorkommen und sich bei vermehrtem Zelluntergang auch vermehrt im Blut nachweisen lassen. Bei hohem Alkoholkonsum ist meist die GOT höher als die GPT, die Triglyceride und die Harnsäure sind oft erhöht. Bei Übergewicht als Ursache der Leberbelastung ist die GPT meist höher als die GOT. Die γGT ist ein sehr sensibler Marker, der bei Belastungen schneller ansteigt als die anderen Werte, bei einer Erholung der Leber aber auch schneller absinkt.

Normalwerte:

GOT:	bis 38 IU/l, bei Frauen bis 32 IU/l
GPT:	bis 41 IU/l, bei Frauen bis 31 IU/l
γGT:	bis 64 IU/l, bei Frauen bis 36 IU/l

Messhäufigkeit: einmal jährlich.

Die Normwerte differieren durch unterschiedliche Messmethoden teilweise erheblich von Labor zu Labor. Beachten Sie die Normwerte Ihres Labors!

Vitalstoffwerte: Sind Sie bereits im Mangel?

Vitalstoffe, also lebenswichtige Mineralien, Spurenelemente und Vitamine, haben für eine verbesserte Blutzuckereinstellung und für die Vermeidung von Spätschäden eine große Bedeutung (siehe Kap. Nahrungsergänzungen). Soll man alle dort erwähnten Nährstoffe denn auch messen lassen? Die Mineralstoffe Kalium, Magnesium und Zink bestimme ich bei vielen Diabetikern, da hier oft Mangelzustände vorliegen, die dann ausgeglichen werden müssen. Ich lasse diese Werte allerdings nicht im Serum bestimmen, da das Serum nur das Transportmedium darstellt, welches die Situationen innerhalb der Zellen (und darauf kommt es ja an) nur unvollkommen widerspiegelt. Ich verwende daher die Vollblutmineralanalyse, die auch den Gehalt der Blutzellen mit erfasst und wesentlich genauere Aussagen über die Mineralstoffversorgung zulässt. Vollblutanalysen werden nur von wenigen Speziallabors in Deutschland durchgeführt. Die häufig – auch von Apotheken – angebotenen Haarmineralanalysen halte ich persönlich für überflüssig, da sie große Fehlermöglichkeiten beinhalten und nicht validisiert sind, es wird also nicht geprüft, ob sie das messen, was sie vorgeben, nämlich den Rückschluss von Haarwert auf Gesamtkörperbestand. Das wurde bisher meines Wissens niemals getestet.

B-Vitamine lasse ich auch häufig bestimmen, wobei es hier besonders auf Vitamin B1 und B6 ankommt. Die Versorgung sollte so angehoben werden, dass wir Werte im oberen Normbereich oder sogar darüber hinaus erzielen. Vitamin B12 und Folsäure bestimme ich eher selten. Es kann schon ein Mangel vorliegen, wenn die Blutwerte noch normal sind. Ein viel sensiblerer Marker ist hier das Homocystein (siehe Kap. Neue Risikofaktoren). Wenn Homocystein erniedrigt ist, muss ich sowieso Folsäure und B12 (und B6) geben. Vitamin D lasse ich auch meist bestimmen, da es nicht nur für den Knochen, sondern auch für die Zuckereinstellung wichtig und sehr häufig im unteren Normbereich oder darunter angesiedelt ist.

Antioxidative Vitamine (wie E, C, Beta-Karotin) bestimme ich hingegen fast nie. Diabetiker will ich immer in Bereiche anheben, die weit oberhalb des Normbereichs der Labore liegen. Ob also ein Diabetiker bei den antioxidativen Vitaminen im unteren oder mittleren Normbereich liegt, interessiert mich gar nicht – ich empfehle ihm ohnehin Antioxidanzien. Das Geld für diese Untersuchung können Sie also meist sparen!

Lassen Sie Vitalstoffanalysen nur von einem Arzt durchführen, der sich mit der Diagnostik und Therapie von Nährstoffen auch wirklich auskennt – sonst ist das Geld für die nicht ganz billigen Untersuchungen zum Fenster hinausgeworfen. Fragen Sie ihn, wie oft er diese Bestimmungen bei seinen Patienten schon durchgeführt hat. Macht er es nur ganz selten oder wirkt er bei der Frage unsicher – lassen Sie die Finger von der Bestimmung!

Normalwerte: vom Labor abhängig
Messhäufigkeit: einmalig als Screening, bei Mangelzuständen drei Monate nach eingeleiteter Therapie zur Kontrolle (das Blut wird in drei Monaten einmal komplett ausgetauscht, sodass dann das Blut unter der neuen Versorgungssituation gemessen wird).

Belastungs-EKG: Wie fit sind Sie und Ihre Gefäße?

Da Diabetiker ein erhöhtes Risiko für eine koronare Herzkrankheit aufweisen, sollten sie regelmäßig ein Belastungs-EKG durchführen lassen. Dies dient der Aufdeckung von Sauerstoffmangelzuständen im Herz unter Belastung. Wichtig ist dabei, dass eine wirkliche Ausbelastung erfolgt. Viele Ärzte beenden die Belastung, wenn eine so genannten Normwerttabellen entnommene Leistung oder Herzfrequenz erreicht wurde. Das ist kein Belastungs-EKG, welches wirklich Sicherheit gibt! Ein gut trainierter Mensch kann vielleicht 50 W mehr treten und würde dabei eventuell einen Sauerstoffmangel zeigen, der weitere Untersuchungen erforderlich machen würde. Die Belastung darf also nur dann beendet werden, wenn „harte" Abbruchkriterien vorliegen (z.B. hochgradige Herzrhythmusstörungen oder tatsächliche Hinweise auf Sauerstoffmangel) oder der Getestete eben tatsächlich nicht mehr kann. Nur ein solches Belastungs-EKG ist aussagefähig! Beispiel: Der Arzt belastet seinen Patienten nicht aus und sagt: „Prima, alles in Ordnung!" Der Patient wiegt sich in Sicherheit. Geht beim Tennisspielen wirklich bis an die Leistungsgrenze und bekommt dabei einen Herzinfarkt. Möchten Sie ein solches Belastungs-EKG haben und die Kasse dafür Geld verschwenden lassen?

Das Belastungs-EKG hat einen weiteren großen Nutzen: Sie können daraus Ihre Trainingsbelastung sehr viel genauer als mit groben Faustregeln bestimmen lassen (siehe Kap. Bewegungstherapie). Wenn Sie die Hälfte bis Zweidrittel der ohne Beschwerden oder EKG-Auffälligkeiten getretenen Belastung nehmen, haben Sie Ihre individuelle Trainingsleistung. Lassen Sie sich die dabei aufgetretenen Herzfrequenzen angeben, dann wissen Sie, in welchem Bereich Sie ein optimales Ausdauertraining durchführen sollten. Beispiel: Sie haben bei der Belastung 150 W ohne Herzschmerzen oder objektive Hinweise auf einen Sauerstoffmangel geleistet. Ihre Trainingsleistung liegt also zwischen 75 und 100 W. Wenn Sie bei 75 W einen Puls von 110 und bei 100 W einen Puls von 130 pro Minute hatten, dann liegt ihre optimale Trainingsherzfrequenz bei 110–130 Schlägen pro Minute.

Normalwerte: Leistung, siehe Tabellen bei Ärzten, es dürfen keine Herzschmerzen, hochgradige Rhythmusstörungen, objektive Hinweise auf Sauerstoffmangel in der EKG-Kurve oder weitere krankhafte Auffälligkeiten auftreten.
Messhäufigkeit: Unter 40 Jahren alle 2 Jahre, über 40 Jahren jährlich.

Weitere kardiologische Untersuchungen: Langzeit-Blutdruckmessung, Echokardiographie, Langzeit-EKG

Eine sehr gute Blutdruckeinstellung ist für den Diabetiker von entscheidender Bedeutung (siehe Kap. Klassische Risikofaktoren). Die genaueste Messung ist die Langzeit-Blutdruckmessung, bei der das Gerät automatisch über 24 Stunden (nachts seltener als tagsüber) den Blutdruck misst und aufzeichnet. Hieraus kann der Arzt Durchschnittswerte ablesen, mit dem Patienten besprechen, zu welchen Tageszeiten oder bei welchen körperlichen oder seelischen Belastungen der Blutdruck besonders gut oder nicht so gut ist. Auch die Wirkung der Blutdruckmedikamente lässt sich aus der Aufzeichnung ableiten.

Bei der Echokardiographie handelt es sich um eine Ultraschalluntersuchung des Herzens. Der Arzt kann damit u.a. die Pumpleistung des Herzens oder auch die Dicke der Herzwände bestimmen. Besteht ein Bluthochdruck über längere Zeit, so können die Herzwände dicker werden (Linksherzhypertrophie), was nicht als günstig angesehen wird. Der Blutdruck muss dann noch intensiver behandelt werden, damit die Herzwände sich wieder normalisieren können.

Mit dem Langzeit-EKG kann man besonders gut Herzrhythmusstörungen beurteilen. Bei subjektiven Störungen (Herzstolpern, Aussetzer, unregelmäßiges Herzschlagen oder Herzrasen) kann diese Methode aufdecken, welche Herzrhythmusstörung zugrunde liegt.

Weitere invasive Methoden, wie zum Beispiel der Herzkatheter, kommen dann zum Einsatz, wenn sich aus den Standarduntersuchungen noch Fragen ergeben, die nur mit der weiterführenden Diagnostik zu beantworten sind. Dies ist beispielsweise der Fall, wenn das Belastungs-EKG auffällig war und die Frage nach bereits bestehenden Verengungen der Herzkranzgefäße beantwortet werden soll.

Messhäufigkeiten:
Langzeit-Blutdruckmessung: Bei erhöhtem Blutdruck jährlich, bei unzureichend eingestelltem Blutdruck nach jeder Therapieänderung zur Therapiekontrolle.
Echokardiographie: Bei erhöhtem Blutdruck oder bei Herzschwäche jährlich oder 3–6 Monate nach einer Therapieänderung.
Langzeit-EKG: Nur zur Aufdeckung vermuteter Herzrhythmusstörungen und zur Therapiekontrolle.

Neurologische Untersuchungen: Sind die Nerven noch gesund?

Eine schlechte Blutzuckereinstellung mit hohen Blutzuckerwerten führen auf Dauer zu einer Nervenschädigung (siehe Kap. Spätkomplikationen). Um diese aufzudecken oder den Verlauf zu beurteilen, sollte regelmäßig eine neurologische Untersuchung stattfinden. Dabei untersucht der Neurologe, ob bereits eine diabetische Neuropathie, also eine Nervenschädigung eingetreten ist. Neben einer ausführlichen Befragung nach möglichen Symptomen bedient er sich bestimmter neurologischer Tests, zum Beispiel auch mit der Stimmgabel, zur Beurteilung bestimmter Nervenfunktionen.

Messhäufigkeit: Jährlich.

Augenärztliche Untersuchung: Schau mir in die Augen, Kleines!

Diabetes schädigt nicht nur die Nieren und Nerven, sondern auch die Augen (siehe Kap. Spätkomplikationen). Daher sollte der Augenarzt regelmäßig ein Auge auf das Auge werfen. Dabei wird der Visus (die Sehkraft) und der Augenhintergrund untersucht. Der Augenarzt stellt fest, wie weit eine diabetische Retinopathie bereits eingetreten oder fortgeschritten ist. Er muss u.a. beurteilen, ob vielleicht eine Laserbehandlung infrage kommt.

Messhäufigkeit: Jährlich, bei bereits eingetretenen Veränderungen auch eher.

Was Sie selbst messen können: Gewicht

Die Bedeutung des Übergewichtes beim Diabetes ist gar nicht zu unterschätzen (siehe Kap. Insulinresistenz). Zu einer guten Einstellung des Gewichtes gehört auch die Messung. Aber wie häufig? Ich empfehle, das Gewicht nicht täglich zu messen. Die Schwankungen sind einfach zu groß und man macht sich nur verrückt. Nur alle drei Monate sollten Sie aber auch nicht messen, da in dieser Zeit schon viel passiert sein kann.

Eine praktikable Empfehlung lautet: Messen Sie einmal wöchentlich Ihr Gewicht! Am besten in derselben Kleidung, am gleichen Wochentag zur gleichen Tageszeit, zum Beispiel am Sonntagmorgen im Schlafanzug vor dem Frühstück. Dann können Sie genau beurteilen, wie der Verlauf in der letzten Woche war: Ist das Gewicht gleich geblieben, haben Sie ein paar hundert Gramm abgenommen, wie Sie es vielleicht vorhatten, oder ist doch wieder ein Kilo mehr da, weil Sie beim Geburtstag von Tante Erna dem Buffet und den Getränken nicht widerstehen konnten?

Notieren Sie das Gewicht auf einen Zettel oder in ein Heft. Am besten fertigen Sie mit Kästchen- oder Millimeterpapier eine Kurve an, in der Sie das Gewicht einzeichnen können. Wenn Sie eine Gerade nach unten mit einem Gefälle von z.B. 1 kg pro Monat einzeichnen, können Sie genau erkennen, ob Sie im Plan sind. Wenn Sie die Kurve an die Kühlschranktür hängen, hält Sie dies vielleicht sogar von nächtlichen Eskapaden ab ...

Normalwert: BMI 20–25 (siehe Kapitel Klassische Risikofaktoren).
Messhäufigkeit: Wöchentlich.

Was Sie selbst messen können: Schaut her eure Füße

Diabetiker sollten täglich ihre Füße inspizieren. Diabetiker leiden häufig unter Wundheilungsstörungen. Kleine Verletzungen können schlechter abheilen, da oft ein Zinkmangel vorliegt und die Durchblutung nicht selten eingeschränkt ist. Die Verletzungen entzünden sich auch häufiger wegen des schlechten Immunsystems. Dazu kommt noch, dass viele Diabetiker aufgrund einer diabetischen Polyneuropathie die Verletzung gar nicht bemerken. Eine gute Inspektion und eine gute Pflege der Füße sind daher für jeden Diabetiker anzuraten. Wenn man nicht mehr sehr beweglich ist, sollten sich Angehörige oder eine professionelle Fußpflege darum kümmern. Bedenken Sie bitte: Diabetiker haben ein 22fach erhöhtes Risiko für eine Fußamputation!

Normalwert: keine Verletzungen, glatte Haut ohne Schrunden.
Messhäufigkeit: am besten täglich nach dem Duschen oder Waschen.

Vertrauen ist gut, Kontrolle ist besser!

Wie Sie sehen, gibt es eine ganze Reihe von diagnostischen Verfahren, die dem Diabetiker weiterhelfen. Wenn Sie Ihren Zucker gut eingestellt haben und Spätschäden vermeiden wollen, dann müssen Sie Mitverantwortung übernehmen. Ihr Arzt wird eine Reihe dieser Untersuchungen bei Ihnen automatisch durchführen. Manche Untersuchung wird er aber nicht veranlassen,

- weil er sein Praxisbudget schonen will (er möchte keinen Regress haben)
- er vielleicht nicht daran denkt (die Überlastung der Ärzte nimmt zu)
- oder er die gewünschte Untersuchung vielleicht gar nicht kennt (z.B. Homocystein).

Vieles werden Sie selbst durchführen können (beispielsweise Blut- oder Urinzuckermessungen, Gewichtskontrolle). Verlassen Sie sich auch nicht nur auf Spezialwerte, sondern besinnen Sie sich darauf, dass die ganz einfachen Messwerte oft die wichtigsten sind. Wenn ein Wert nicht so ist, wie er sein soll, dann überlegen Sie die Konsequenzen. Beim Gewicht müssen Sie dann selbst tätig werden. Bei der Erklärung der Bedeutung und der Behandlung einer Mikroalbuminurie muss Ihnen der Arzt weiterhelfen. Aber ziehen Sie die Konsequenzen aus den Untersuchungen. Die beste und teuerste Untersuchung taugt nichts, wenn sie keine Konsequenzen hat. Wenn eine Therapieänderung eingeleitet wird, dann muss der krankhafte Wert auch kontrolliert werden, um zu erkennen, ob die Maßnahme qualitativ und quantitativ ausreichend war oder ob etwas anderes oder etwas mehr getan werden muss.

Medikamente: Auslöser oder Verstärker der diabetischen Stoffwechsellage

Cortison: Diabetes-Medikament Nr. 1

Wie wir oben schon erfahren haben, erhöht Cortison das Risiko für einen Diabetes enorm. Dies gilt natürlich nicht nur für körpereigenes Cortison (durch Stress oder Tumoren), sondern auch für von außen zugeführtes Cortison. Eine Kurzzeittherapie (wenige Tage bis Wochen) zum Beispiel zur Behandlung eines akuten Schubes einer rheumatischen Erkrankung führt dabei nur selten zum Diabetes, auch wenn dabei kurzfristig hohe Dosen eingesetzt werden (z.B. 100 mg Prednisolon). Eine mehrmonatige oder jahrelange Therapie auch mit relativ geringen Dosen von 7,5 mg Prednisolon oder mehr können jedoch zu einem Diabetes führen. Bedeutsam sind in diesem Zusammenhang Tabletten oder Cortison-Spritzen. Bei einer lokalen Cortison-Therapie (z.B. Cortison-Salbe bei Neurodermitis, Cortison-Spray bei Asthma oder Cortison-Einläufen bei Darmentzündungen) ist das Risiko hingegen nur ganz leicht erhöht.

Antihypertonika: Thiazide und Beta-Blocker

Diabetiker haben im Rahmen ihres metabolischen Syndroms (siehe Kap. Insulinresistenz) häufig einen hohen Blutdruck. Gerade Diabetiker müssen aber einen besonders niedrigen Blutdruck haben, um ihr Schlaganfall- und Herzinfarktrisiko zu senken. Darum nehmen viele Diabetiker Antihypertonika (Medikamente zur Behandlung des Bluthochdrucks) ein. Häufig sind das Diuretika (Entwässerungsmittel) wie das Thiazid oder Beta-Blocker. Beide Medikamente verstärken fatalerweise aber die Insulinresistenz. Thiazide führen u.a. zu einer vermehrten Ausscheidung der für den Zuckerstoffwechsel wichtigen Mineralien Magnesium und Zink (siehe Kap. Nahrungsergänzungen). Beta-Blocker haben dabei noch den Nachteil, dass sie nicht nur chronisch einen Diabetes verschlechtern, sondern gleichzeitig auch akut eine Hypoglykämieneigung verstärken können – insbesondere wenn der Diabetiker Sulfonylharnstoffe oder Insulin nimmt. Dummerweise verschleiern Beta-Blocker aber die Symptome einer Hypoglykämie, sodass der Diabetiker diese auch noch schlechter erkennen kann.

Die möglichen Risiken durch die beiden Medikamente sollten Sie nicht dazu verleiten, diese sofort abzusetzen, falls Sie sie einnehmen. Der Arzt sollte die Indikation für diese Medikamente jedoch besonders streng stellen. Wenn beispielsweise gleichzeitig eine deutliche Herzinsuffizienz (Herzschwäche) vorliegt, so ist die Behandlung mit einem Diuretikum meist nicht zu umgehen (ein so genanntes Schleifendiuretikum wäre hier aber besser als ein Thiazid). Wenn der Blutdruck stark stressabhängig ist oder bereits ein Herzinfarkt vorliegt, kann ein Beta-Blocker schon angezeigt sein. Dann sollte der Diabetiker aber besonders gut auf Symptome einer Hypoglykämie achten und andere Maßnahmen zur Reduktion seiner Insulinresistenz besonders forcieren. Sprechen Sie mit Ihrem Arzt darüber! Viele Ärzte sind sich nicht aller Neben- und Wechselwirkungen aller von ihnen verordneten Medikamente bewusst – was bei 40 000 Medikamenten in Deutschland auch kein Wunder ist. Es gibt oft stoffwechselneutrale Alternativen (beispielsweise ACE-Hemmer, AT1-Rezeptorantagonisten oder Kalziumantagonisten). Wenn der Arzt sich trotzdem zur Behandlung Ihres Bluthochdruckes für ein Thiazid oder einen Beta-Blocker entscheidet, dann sollte er gute Gründe dafür haben, die er Ihnen auch gern erklären wird. Wenn er das nicht kann oder will, dann sollten Sie sich eine ärztliche Zweitmeinung einholen.

Diabetikern mit Bluthochdruck sollten Thiazide oder Beta-Blocker nur dann nehmen, wenn besondere Gründe dafür sprechen – ansonsten stoffwechselneutrale Mittel.

Orale Kontrazeptiva: Diabetes durch die Anti-Baby-Pille

Mit hormonellen Verhütungsmitteln wollen Frauen das Entstehen von etwas sehr Süßem (einem Baby) verhindern. Gleichzeitig fördern Sie damit aber das Risiko, dass etwas anderes sehr Süßes (ein Diabetes) entsteht. Die Pille allein reicht dabei aber meist nicht aus, um einen Diabetes zum Ausbruch zu bringen. Wenn aber gleichzeitig noch andere Risikofaktoren vorliegen, die Verhütende sehr übergewichtig ist, sich wenig bewegt, sehr ungesund ernährt oder eine starke Erbanlage für Diabetes besteht, dann kann die Pille das Tröpfchen sein, welches das Fass zum Überlaufen bringt.

Psychopharmaka: Gefahr durch Übergewicht

Eine gar nicht so seltene Nebenwirkung von Psychopharmaka ist das Übergewicht. Sie wirken häufig appetitstimulierend, beruhigen aber gleichzeitig und vermindern so den Bewegungsdrang. Indirekt kann so ein Diabetes gefördert werden. Nun sollten Diabetiker, die Psychopharmaka nehmen, ihre Medikamente jetzt nicht sofort absetzen. Ich möchte Sie nur darauf aufmerksam machen, dass die Indikation für eine Psychopharmakabehandlung beim Diabetiker besonders streng gestellt werden muss. Wenn es sein muss, weil sonst die Lebensqualität schwer beeinträchtigt ist, dann ist der Diabetes eben das kleinere Übel. Manchmal weiß der Psychiater auch nicht, dass er einen Diabetiker vor sich hat. Sagen Sie es ihm und fragen Sie nach einem Medikament, welches den Appetit möglichst wenig anregt. Fragen Sie auch nach der Möglichkeit von Auslassversuchen. Nicht jeder Depressive muss sein Medikament lebenslang nehmen.

Diabetiker sollten die Dosierung von Psychopharmaka nicht eigenmächtig verändern. Der Psychopharmaka verordnende und der den Diabetes betreuende Arzt sollten Hand in Hand arbeiten.

Sulfonylharnstoffe, Glinide und Insulin: Diabetesmedikamente machen Diabetes

Paradox aber wahr: Ausgerechnet die Medikamente, die zur Behandlung des Diabetes millionenfach eingesetzt werden, fördern die Entwicklung eines Diabetes! Einzelheiten hierzu können Sie in Kap. Insulinresistenz und Kap. Medikamente nachlesen.

Medikamente: Was nützt dem Diabetiker?

Beachten Sie bitte die genaue Fragestellung. Es heißt nicht: Was senkt den Blutzucker? Sondern: Was nützt Ihnen langfristig wirklich? Daraufhin wollen wir die einzelnen Medikamentengruppen hin untersuchen.

Weiterhin sollen Nebenwirkungen und Wechselwirkungen mit anderen Medikamenten angegeben werden – natürlich nur die wichtigsten, da es sonst den Platz sprengen würde. Sehr seltene Nebenwirkungen oder Wechselwirkungen mit selten verordneten Medikamenten können Sie aber dem Beipackzettel der jeweiligen Medikamente entnehmen.

Sulfonylharnstoffe und Glinide: Stimulation der Bauchspeicheldrüse

Im Jahre 1954 entdeckten deutsche Ärzte, dass bei bestimmten Sulfonamidpräparaten, die eigentlich zur Behandlung bakterieller Infektionen gedacht waren, als Nebenwirkungen Hunger, Schweißausbruch und Zittern auftraten – typische Nebenwirkungen einer Unterzuckerung. Es fand sich tatsächlich eine Blutzucker senkende Wirkung dieser Substanzen. Daraus entwickelten die Pharmazeuten dann die Sulfonylharnstoffe. Diese stimulieren die Freisetzung von Insulin aus der Bauchspeicheldrüse. Voraussetzung für eine Therapie mit Sulfonylharnstoffen ist also, dass die Bauchspeicheldrüse noch Insulin produziert. Für Typ-1-Diabetiker sowie Typ-2-Diabetiker, deren Bauchspeicheldrüse erschöpft ist, kommt dieses Medikament daher nicht infrage. Zu Beginn der Therapie muss die Dosis unter langsamer Steigerung und häufigen Blutzuckerkontrollen eingeschlichen werden. Bei eingeschränkter Nierenfunktion muss besonders vorsichtig dosiert werden. Die neueren Glinide wirken nach demselben Prinzip, aber sehr viel schneller.

Der große Nachteil dieser Medikamente ist, dass an der Ursache der Insulinresistenz nichts geändert wird. Im Gegenteil wird die Insulinmenge, die in der Anfangsphase des Diabetes Typ 2 ohnehin zu groß ist, noch weiter gesteigert – mit allen Begleiterscheinungen des Hyperinsulinismus (→ Insulinresistenz). Die Wichtigste davon: Wenn Sie anfangen, diese Medikamente zu nehmen, haben Sie kaum noch eine Chance auf eine eigentlich notwendige Gewichtsabnahme! Es ist nicht ganz unmöglich, aber viel, viel schwerer als ohne. Darum: Bevor Sie mit diesen Diabetesmedikamenten anfangen, sollten Sie an der Ursache etwas tun (→ Bewegung). Nehmen Sie ab, treiben Sie Ausdauersport! Nur wenn der Diabetiker die Insulinresistenz ursächlich nicht mehr verbessern kann (oder will), sollte mit diesen Medikamenten begonnen werden. Die fortwährende Stimulierung der Bauchspeicheldrüse führt möglicherweise sogar zu einer rascheren Erschöpfung derselben und bahnt der dann notwendigen Insulingabe den Weg.

Beispiele:

Sulfonylharnstoffe: Glibenclamid (z.B. Euglucon®), Tolbutamid (z.B. Orabet®), Glimepirid (z.B. Amaryl®), Glibornurid (z.B. Glutril®).
Glinide: Repaglinid (NovoNorm®), Nateglinid (Starlix®).
Nebenwirkungen: Gefahr der Unterzuckerung, selten Magen-Darm-Beschwerden, Überempfindlichkeitsreaktionen, Lichtempfindlichkeit.
Wechselwirkungen: Die Blutzucker senkende Wirkung wird verstärkt durch Insulin, Rheumamittel, ACE-Hemmer, Sulfonamide, Beta-Blocker.
Die Blutzucker senkende Wirkung wird abgeschwächt durch Kortikoide, Schilddrüsenhormone, Entwässerungsmittel, Nicotinsäurederivate, Sexualhormone.
Alkohol oder H2-Blocker (Magenmittel) können die Wirkung verstärken oder abschwächen.
Vorteile: Einfache Therapie, gute Verbesserung der Blutzuckerwerte.
Nachteile: Gefahr der Unterzuckerung, Gefahr weiteren Übergewichtes, langfristig damit Gefahr einer weiteren Verschlechterung der Stoffwechselsituation.

Alpha-Glucosidasehemmer: Verlangsamung der Zuckeraufnahme

Den Namen haben Sie vermutlich noch nie gehört, den Namen des wichtigsten Vertreters – Glucobay® – wohl schon. Glucosidasen sind Enzyme, die Stärke und Zweifachzucker (der übliche Haushaltszucker) in Einfachzucker aufspalten, die dann rasch aus dem Darm in das Blut aufgenommen werden. Glucosidasehemmer behindern also die Funktion dieses Enzyms, verlangsamen damit den Blutzuckeranstieg nach einer Mahlzeit und vermeiden so Blutzuckerspitzen. Die Aufnahme von Glucose selbst wird jedoch nicht behindert, da es sich hierbei schon um einen Einfachzucker handelt. Wegen der recht häufigen unangenehmen, aber nicht gefährlichen Nebenwirkungen ist ein langsames Einschleichen zu empfehlen.

Beispiele:

Miglitol (Diastabol®), Acarbose (Glucobay®).

Nebenwirkungen: Häufige Blähungen, Darmgeräusche, Durchfälle und Bauchschmerzen zu Beginn der Therapie, Kontrolle der Leberenzyme in den ersten 12 Monaten erforderlich.

Wechselwirkungen: Kohle, Colestyramin und Verdauungsenzyme schwächen die Wirkung ab, nur bei gleichzeitiger Gabe von Sulfonylharnstoffen oder Insulin sind Unterzuckerungen möglich.

Vorteile: Diese Stoffe machen selbst keine Unterzuckerung, Insulinausschüttung und Resistenzentwicklung werden nicht verstärkt, Blutzuckerspitzen werden vermieden.

Nachteile: Siehe Nebenwirkungen, die den Patienten teilweise sehr belasten können. Der langsamere Blutzuckeranstieg kann mit einer konsequent zuckerarmen und ballaststoffreichen Kost auch erzielt werden.

Wenn bei gleichzeitiger Sulfonylharnstoff- oder Insulintherapie eine Unterzuckerung auftritt, dürfen Sie keinen normalen Zucker nehmen (dieser wird dann ja nicht so gut gespalten), sondern müssen reinen Traubenzucker (Glucose) nehmen.

Biguanide: Verbesserung der Insulinwirkung am Gewebe

Biguanide sind seit Jahrzehnten auf dem Markt. Nachdem es lange Zeit recht still um diese Präparate geworden war, erleben sie inzwischen eine Renaissance, weil sie die Nachteile der Sulfonylharnstoffe nicht aufweisen. Sie

- bremsen die Zuckerneubildung und -abgabe durch die Leber und
- verbessern die Zuckerverbrennung in den Zellen (besonders den Muskelzellen).

Biguanide behindern keine Gewichtsabnahme und senken sogar die Triglyceride. Auch hier sollte die Dosis eingeschlichen und langsam gesteigert werden. Schwerwiegende Übersäuerungen, die die Biguanide in Misskredit gebracht haben, sind bei Beachtung von Gegenanzeigen mit den heutigen Medikamenten eher unwahrscheinlich. So muss gewährleistet sein, dass die Nierenfunktion in Ordnung ist und es dürfen keine fortgeschrittenen Leber-, Lungen- und Herzkrankheiten bestehen. Bei schweren chronischen oder akuten Infektionen, Schwangerschaft, Alkoholabhängigkeit oder strengen Diäten/Fasten dürfen Sie Biguanide nicht einnehmen.

Beispiele:

Metformin (z.B. Diabetase®, Mediabet®, Mescorit®, Siofor®)
Nebenwirkungen: Kopfschmerz, Schwindel, Übelkeit, metallischer Geschmack (später reversibel).
Wechselwirkungen: Die Blutzucker senkende Wirkung wird verstärkt durch Insulin, Sulfonylharnstoffe, Rheumamittel, ACE-Hemmer, Beta-Blocker.
Die Blutzucker senkende Wirkung wird abgeschwächt durch Östrogen/Gestagen, Kortikoide, Schilddrüsenhormone, Entwässerungsmittel, Nikotinsäurederivate, Guarmehl, Colestyramin.
Die Wirkung von Alkohol ist unvorhersehbar (auch Gefahr der Azidose).
Vorteile: Gewichtsabnahme ist weiter möglich, Triglyceridsenkung, keine Verstärkung der Insulinresistenz, keine Unterzuckerungen bei alleiniger Gabe möglich.
Nachteile: Nebenwirkungen, Gefahr der Azidose bei nicht bestimmungsgemäßem Gebrauch.

Insulinsensitizer: Verbesserung der Insulinwirkung am Gewebe

Insulinsensitizer sind die neuesten Produkte aus der Pipeline der Pharmafirmen. Wie der Name schon sagt, bewirken sie, dass körpereigenes oder gespritztes Insulin stärker an den Geweben wirkt. Insulinsensitizer wirken praktisch der Insulinresistenz entgegen – also ein sehr vernünftiger Ansatz. Kritiker entgegnen, dass eine ähnliche Wirkung ja schon von den Biguaniden erzielt werde. Bei den neuen, noch patentgeschützten Insulinsensitizern handele es sich eigentlich nur um eine den Biguaniden ähnliche, aber viel teurere Therapie, die die Profite der Pharmaindustrie erhöhen würde (in der Tat sind Insulinsensitizer etwa 10–20-mal teurer als Biguanide). Die Erwartungen der Industrie an diese neue Gruppe von Diabetes-Medikamenten sind sehr hoch, die Erfahrungen aber noch begrenzt. Derzeit dürfen sie auch nicht einzeln verordnet werden, sondern nur in Kombination mit Biguaniden oder Sulfonylharnstoffen.

Beispiele:

Pioglitazon (Actos®), Rosiglitazon (Avandia®)

Nebenwirkungen: Blutarmut, Gewichtszunahme, Kopfschmerzen, Sehstörungen, Gelenkschmerzen, Impotenz, Ödeme, Blähungen.

Wechselwirkungen: Zusammen mit Rheumamitteln verstärkte Ödemneigung möglich.

Vorteile: Kausales Ansetzen an der Insulinresistenz.

Nachteile: Hoher Preis, Nebenwirkungen relativ häufig, alleinige Gabe bisher nicht zugelassen, das Mittel kommt also nur in Frage, wenn die Therapie mit Biguaniden oder Sulfonylharnstoffen allein nicht ausreicht.

Insulin: Blutzuckersenkung par excellence

Früher bedeutete das Auftreten eines Typ-1-Diabetes das Todesurteil für den Betroffenen. Innerhalb weniger Tage oder Wochen nach Beginn der ersten Symptome fielen die Patienten (meist waren es Kinder und Jugendliche) ins diabetische Koma und verstarben, ohne dass die Ärzte ihnen helfen konnten. Im Jahre 1922 behandelten die kanadischen Ärzte Banting und Best erstmals einen dreizehnjährigen Jungen erfolgreich mit einem Extrakt aus Bauchspeicheldrüsen. Bereits in den 30er-Jahren wurden dann die ersten Verzögerungsinsuline entwickelt (neben dem seitdem als „Alt"-Insulin bezeichneten „normalen" Insulin). Inzwischen gibt es auch so genannte Sprintinsuline, die ohne Spritz-Ess-Abstand verabreicht werden können.

Über die Vielzahl verschiedener Insuline, über das ganze Prozedere der Insulineinstellung und aller Details, die dabei zu beachten sind, möchte ich in diesem kurzen Buch nicht berichten. Dies geschieht in anderen Diabetesbüchern viel profunder (siehe Literaturverzeichnis). Hier soll es ja eher darum gehen: Wie kann ich meine Insulinresistenz abbauen? Wie kann ich dadurch meine Insulindosis vermindern oder das Insulin vielleicht sogar ganz absetzen?

Doch zurück zum „Wundermittel Insulin": Insulin ist der Zuckersenker überhaupt. Wenn wir Insulin spritzen, dann ahmen wir die Natur eigentlich nur nach, wir setzen einen natürlich vorkommenden Stoff ein (wenn man einmal davon absieht, dass das meiste Insulin heute gentechnologisch hergestellt wird, indem man bestimmte Mikroorganismen menschliches Insulin produzieren lässt). Also ist das Spritzen von Insulin eigentlich angewandte Naturheilkunde.

Hier müssen wir allerdings gut differenzieren. Für den Typ-1-Diabetiker, dessen Insulin produzierende Zellen durch ein Autoimmungeschehen zerstört worden sind, trifft dies auch zu. Der Typ-1-Diabetiker soll die Menge zuführen, die er natürlicherweise zur Verstoffwechselung des Zuckers benötigt. Durch Kombination von schnell und langsam wirkenden Insulinen versucht man, die natürliche Ausschüttung des Insulins aus der Bauchspeicheldrüse nachzuahmen.

Ganz anders schaut die Situation jedoch beim Typ-2-Diabetiker aus. Er hat – zumindest in den ersten Jahren der Erkrankung – keineswegs einen Mangel, sondern er hat absolut genügend oder sogar zu viel Insulin. Nur relativ hat er einen Mangel, weil er aufgrund seiner Insulinresistenz (siehe Kap. Insulinresistenz) mehr benötigt. Hier Insulin zu spritzen, ist aus naturheilkundlicher Sicht der völlig falsche Ansatz! Sollten wir wirklich zusätzlich zu der eigentlich großen Insulinmenge noch etwas dazu tun oder sollten wir die Insulinresistenz abbauen? Das Insulinspritzen ist eine rein symptomatische Therapie (der Blutzucker sinkt zwar, die Grunderkrankung bleibt aber völlig unbehandelt). Das Abbauen der Insulinresistenz ist die wirklich ursächliche Therapie.

Der Mensch benötigt üblicherweise täglich etwa 40–50 Einheiten Insulin, von denen er einen Teil kontinuierlich über den ganzen Tag verteilt ausschüttet. Der Diabetiker ahmt diese Sekretion mit dem Spritzen eines lang wirksamen Insulins (Basalsinsulin) nach. Den größten Teil des Insulins schüttet die Bauchspeicheldrüse allerdings stoßweise zu den Mahlzeiten aus. Dies ist die Reaktion auf den Blutzuckeranstieg durch das verdaute Essen. Das Insulin sorgt dann für einen Einstrom der energiereichen Glukose in die Zellen. Der Diabetiker ahmt dies durch die Insulinspritze zu den Mahlzeiten nach. Die Mahlzeit muss dann allerdings auch kommen, sonst droht eine Hypoglykämie. Das gespritzte Insulin wirkt nicht nur bei erhöhten, sondern auch bei normalen Blutzuckerspiegeln. Während die Bauchspeicheldrüse dann einfach kein weiteres Insulin mehr ausschüttet, ist das Insulin aus der Spritze ja vorhanden und senkt den Zucker ab – im Ernstfall bis zum hypoglykämischen Schock, der lebensgefährlich sein kann (siehe Kap. Symptome).

Wenn ein Diabetiker in der Summation aller gespritzten Insulineinheiten deutlich über den erwähnten „natürlichen" 40–50 Einheiten liegt, dann stimmt etwas nicht. Er ist schlecht eingestellt. Entweder ist er dann so streng eingestellt, dass er Unterzuckerungen hat, denen er dann mit Zufuhr mit kohlenhydratreicher Nahrung (z.B. Traubenzuckerplättchen, Banane, Cola) begegnet, oder er hat eine massive Insulinresistenz, die es dann zu behandeln gilt. Das Therapieregime – nicht nur unter Berücksichtigung der Medikamente, sondern auch der Lebensweise – muss dann unbedingt überdacht werden!

Warum gibt es keine Insulintabletten? Insulin ist ein Eiweiß. Würden wir es mit der Nahrung zu uns nehmen, würde es von den Verdauungsenzymen des Darmes zu Aminosäuren abgebaut werden. Es würde gar nicht ins Blut gelangen, wo es seine segensreiche Tätigkeit verrichten soll. Experimente mit Insulin-Spray zum Inhalieren werden bereits durchgeführt (siehe Kap. Die Zukunft).

Diabeteskliniken und diabetologische Schwerpunktpraxen gehen heute immer mehr dazu über, Diabetiker sehr früh auf Insulin einzustellen. Aus einem Diabetiker, der noch die Chance hat, seine Insulinresistenz durch intensive Mitarbeit zu senken und so mit wenigen oder gar keinen Medikamenten auszukommen, macht man so einen chronisch Kranken, der dauerhaft und engmaschig ärztlich zu überwachen ist. Eine Insulineinstellung ist sicher dann notwendig, wenn der (übergewichtige und bewegungsarme) Diabetiker seine Lebensweise nicht ändern kann oder will und wenn seine Blutzuckerwerte und sein HbA1c auch nach Ausreizung der Diabetes-Tabletten-Therapie immer ungünstiger werden. Leider bestimmen Diabetologen nur selten vor der Insulineinstellung die Insulineigenproduktion des Diabetikers, um ihm aufzuzeigen (bei normalen oder sogar zu hohen Werten), dass er sehr wohl noch lange ohne Insulin auskommen könnte, wenn er nur bereit wäre, an seiner Insulinresistenz zu arbeiten.

Wenn Sie an der Schwelle zum Insulin stehen, dann befolgen Sie konsequent die Therapieanweisungen dieses Buches (Ernährung, Bewegung, Nahrungsergänzungen etc.). Sollten Sie dann immer noch schlechte Werte aufweisen, dann ist die Zeit für das Insulin gekommen – aber dann können Sie sich auch nicht vorwerfen lassen, nicht alles versucht zu haben. Die meisten von Ihnen werden aber erstaunt sein, wie gut die Blutzuckerwerte und das HbA1c plötzlich werden und dass sie sich weit von der Insulinspritze entfernt haben.

Beispiele:

Actrapid®, Huminsulin®, Humalog®

Nebenwirkungen: Allergische Reaktionen (seit Einführung der Humaninsuline sehr selten), vorübergehende Sehstörungen, Ödeme, Unterzuckerung (wichtigste Nebenwirkung, wenn Insulindosis und Kohlenhydrate in der Kost sowie Bewegung nicht richtig aufeinander abgestimmt sind).

Wechselwirkungen: Insulinwirkung verstärkt durch: ASS, Clofibrat (ein Fettsenker).
Insulinwirkung vermindert durch: Kortikoide, orale Kontrazeptiva („Pille"), Entwässerungsmittel, Nikotinsäure, Phenothiazin, INH (gegen Tbc).
Vorteile: Rasche Blutzuckersenkung, zuverlässige Blutzuckersenkung, einfache Handhabung nach entsprechender Schulung, Spätkomplikationen durch hohen Blutzucker (siehe Kap. Spätkomplikationen) werden vermieden (bei guter Blutzuckereinstellung).
Nachteile: Die Insulinresistenz wird ursächlich nicht beeinflusst. Im Gegenteil: Mit Beginn des Insulinspritzens ist eine Gewichtsabnahme nur sehr viel schwerer zu erreichen als ohne Insulin. Das Gewicht und damit die Insulinresistenz nehmen zu, oft muss der Diabetiker dann mehr Insulin spritzen, was wiederum das Gewicht erhöht – es entsteht nicht selten ein fataler Teufelskreis. Spätkomplikationen durch Hyperinsulinämie (siehe Kap. Spätkomplikationen) werden gefördert.

Je älter und je dicker Sie sind, desto mehr müssen Sie gegen Ihre Insulinresistenz tun. Je jünger und je dünner Sie sind, desto größer ist die Wahrscheinlichkeit, dass Sie doch bald Insulin benötigen.

Fazit: Wann müssen Sie Medikamente einnehmen?

Meine kritischen Anmerkungen zu den Medikamenten erwecken vielleicht den Eindruck, dass ich prinzipiell gegen Medikamente bei Diabetes bin. Das stimmt nicht. Wenn ein Diabetes mellitus mit der Lebensweise und mit „natürlichen Medikamenten" (z.B. Nahrungsergänzungen, pflanzlichen oder homöopathischen Arzneimitteln) allein nicht mehr befriedigend einstellbar ist, bin ich selbstverständlich dafür, dem Diabetiker die ganze Palette der oben beschriebenen Medikamente zukommen zu lassen, damit gefährliche Spätkomplikationen durch den hohen Blutzucker (siehe Kap. Spätkomplikationen) vermieden werden können.

Ich sehe dies aber nur als eine rein symptomatische, also als zweitbeste Behandlung an. Es ist das kleinere Übel, es ist die Ultima ratio, wenn es anders eben nicht mehr geht. Die Via regio, der Königsweg ist es, den Diabetes erst einmal mit allen anderen im Buch beschriebenen Maßnahmen in den Griff zu bekommen, damit ein hoher Blutzucker und eine Hyperinsulinämie (siehe Kap. Insulinresistenz, Kap. Spätkomplikationen) vermieden werden. Die Hyperinsulinämie halte ich für mindestens ebenso gefährlich wie den hohen Blutzucker. In diesem Sinne halte ich es mit dem alten Paracelsus:

„Der Arzt soll die Kraft und die Natur der Krankheit im Ursprung suchen und nicht in dem, was von der Krankheit selber kommt, denn den Rauch vom Feuer sollen wir nicht löschen, sondern allein das Feuer selbst."

Den Diabetologen mache ich den Vorwurf, dass sie sich zu sehr um den Rauch (Blutzucker) und zu wenig um das Feuer (Hyperinsulinämie) kümmern. Wenn ich das Feuer aber nicht mehr löschen kann, weil die Krankheit schon zu weit fortgeschritten ist oder weil der Diabetiker nicht bereit ist, so viel mitzutun, wie es notwendig wäre, dann müssen wir wenigstens den Rauch bekämpfen – auch mit den beschriebenen synthetischen Medikamenten.

So wenig Medikamente wie möglich, so viel wie nötig!

Ernährung: Wie sollte eine vernünftige Diabetiker-Kost ausschauen?

Diabetiker müssen eine Diabetes-Diät einhalten. Vielleicht mögen Sie diesen Satz nicht. Ich mag ihn auch nicht – und zwar aus zwei Gründen: Erstens stellt „müssen" immer einen Zwang dar, den niemand mag. Zweitens ist der Begriff „Diät" negativ besetzt. Das war nicht immer so. Der alte Hippokrates, auf den sich sowohl schulmedizinisch als auch naturheilkundlich tätige Ärzte als ihren Stammvater beziehen, empfahl seinen Patienten die Einhaltung einer diata (sprich: di-ej-ta), also eine Diät, wobei diese aber alle Regeln des Lebens (z.B. Essen, Trinken, Schlafen, Wachen, Arbeiten, Ruhen, Bewegung, Genussmittel) betraf. Heute haben wir diesen Begriff auf die Ernährung reduziert. Und wir verbinden mit „Diät" immer einen Mangel, eine Entsagung. Wir wissen jedoch, dass es viel besser ist, bestimmte Dinge zu erlauben, als andere zu verbieten. Wir brauchen ein lebenswertes Gleichgewicht zwischen Lebensmitteln, die auch Diabetiker unbegrenzt essen dürfen, die verboten sind und solchen, die man in Maßen genießen darf.

Diabetes-Kost: Was dürfen Sie eigentlich noch essen?

Keine Sorge, ich werde Sie hier nicht mit Kalorien- oder Broteinheitentabellen traktieren. Ich werde Ihnen nicht sagen, dieses dürfen Sie essen und jenes ist streng verboten. Ich will vielmehr versuchen, Ihnen einige allgemeine Regeln an die Hand zu geben, mit denen Sie dann auch etwas im Alltag anfangen können, ohne dass Sie ständig rechnen oder in Tabellen nachschlagen müssen.

Der erste Hinweis wird Sie vermutlich überraschen: Wenn Sie alles weglassen, wo „Diät" oder „für Diabetiker geeignet" draufsteht, dann machen Sie schon sehr viel richtig! Damit bin ich noch nicht einmal besonders alternativ. Auch viele konventionelle Diabetologen halten Diabetiker-Kost für absolut entbehrlich. Ich persönlich halte sie sogar für gefährlich!

Diabetiker-Pralinen, Diabetiker-Marmelade oder Diabetiker-Bier verheißen Ihnen unbegrenztes Vergnügen. Endlich mal etwas Süßes oder eigentlich sonst Verbotenes! Und da es doch speziell für Diabetiker ist, braucht man sich keinerlei Einschränkungen aufzuerlegen.

Warum glauben Diabetiker, dass solche Nahrungsmittel gut für sie sind? Sie enthalten wenig oder keine Glukose, sondern entweder Süßstoffe oder Fruchtzucker. Der Vorteil von Fruchtzucker ist, dass er weitgehend insulinunabhängig verstoffwechselt wird. Die Nachteile: Mit Fruchtzucker gesüßte Speisen sind genau so kalorienreich wie mit „normalem" Zucker gesüßte Speisen (der übrigens zur Hälfte aus Frucht- und zur Hälfte aus Traubenzucker besteht). Fruchtzucker besteht aus so genannten „leeren" Kalorien, es wird also reichlich Energie, dabei aber keine Mineralstoffe oder Vitamine zugeführt. Drittens verleiten die angeblich für den Diabetiker so „gesunden" Nahrungsmittel zu einer übermäßigen Zufuhr. Und viertens sind sie meist sehr teuer und nützen vor allem den Herstellern dieser unnötigen künstlichen Nahrungsmittel.

Mit Fruchtzucker gesüßte sind minimal besser als mit normalem Zucker gesüßte Nahrungsmittel. Sie sind für den Diabetiker absolut verzichtbar.

Süßstoffe: Segen oder Fluch?

Mit Süßstoffen gesüßte Nahrungsmittel müssten doch eigentlich gut sein. Fast alle Diätberater und Diabetikerbücher raten dem Diabetiker zum ausgiebigen Gebrauch von Süßstoffen. Süßstoffe enthalten keine oder fast keine verwertbare Energie – sie sind praktisch kalorienfrei. Jeder Teelöffel Zucker, den Sie durch Süßstoffe ersetzen, spart Ihnen etwa 20 Kalorien. Der deutsche Bundesbürger verbraucht durchschnittlich täglich mehr als 30 g Industriezucker. Das sind etwa 5% unserer empfohlenen Energiezufuhr. Könnten wir diesen Zucker vollständig durch Süßstoffe ersetzen, so würden wir jährlich 43 800 Kalorien einsparen. Da ein Kilo menschliches Fettpolster etwa 7000 Kalorien enthält (Fettgewebe besteht ja nicht nur aus reinem Fett, sondern auch aus etwas Wasser und anderen Substanzen), könnten wir so rein rechnerisch im Jahr mehr als 6 Kilogramm abnehmen. In nur drei Jahren könnten wir so durch Süßstoffe ziemlich genau 20 Kilo abspecken. Das ist doch fantastisch! Also ersetzen wir doch einfach jeglichen Zucker durch Süßstoffe, trinken nur noch Kaffee oder Tee mit Süßstoff, trinken nur noch Light-Cola oder entsprechende Limonaden, essen auch nur noch Light-Marmelade und andere Light-Produkte, bei denen meist der Zucker durch kalorienfreie Süßstoffe ersetzt wurde – und schon schmelzen die Pfunde dahin.

Leider handelt es sich dabei um eine Milchmädchenrechnung und wie so oft geht auch diese nicht auf. Nach einfachem mechanistischen Denken müsste es eigentlich funktionieren. Die Wirklichkeit ist jedoch meist komplexer.

Ist eine Gewichtsabnahme durch Süßstoffe überhaupt belegt?

Jedes harmlose pflanzliche Heilmittel muss durch harte, naturwissenschaftliche Forschung belegen, dass die behauptete Wirkung auch eintritt. Der Süßstoff als Lebensmittelzusatzstoff muss hingegen nicht beweisen, dass seine Verwendung zu einer Gewichtsreduktion führt. Ich habe mir einmal die Mühe gemacht, in der weltweit größten medizinischen Datenbank medline alle wissenschaftlichen Studien zum Thema Süßstoffe zusammenzusuchen. Ich habe immerhin 141 Studien gefunden. Darunter gab es nur eine einzige, die sich mit der Auswirkung von Süßstoffen auf das Gewicht befasste:

Es ist seit langem bekannt, dass Übergewichtige etwa doppelt so häufig an Krebs erkranken. Die amerikanische Krebsgesellschaft hat darum ein Jahr lang knapp 80 000 amerikanische Frauen zwischen 50 und 69 Jahren beobachtet. Viele von diesen Frauen nahmen Süßstoffe. Der Theorie nach müssten die Süßstoffbenutzer Gewicht verlieren oder weniger rasch zunehmen. Das ernüchternde Ergebnis: Unabhängig vom Ausgangsgewicht nahmen die Süßstoffbenutzer mehr zu als die Zuckerbenutzer! Die Süßstoffbenutzer nahmen im Durchschnitt $^1/_2$ bis 1 $^1/_2$ Pfund mehr an Gewicht zu als die anderen.

In einer anderen Untersuchung erhielten Testpersonen ein Frühstück, welches ein Joghurt mit oder ohne den Süßstoff Aspartam enthielt. Die Testpersonen mit Süßstoff nahmen zum Frühstück weniger Kalorien ein (da das Frühstück der anderen Gruppe ja mit einem gezuckerten Joghurt mehr Energie enthielt). Überraschenderweise hatte die Süßstoff-Gruppe aber im Verlauf des gesamten Tages durchschnittlich 400 kcal mehr (!) gegessen als die anderen. Dies lässt sich nicht damit erklären, dass die Süßstoff-Gruppe annahm, weniger Kalorien zum Frühstück verzehrt zu haben, also im Tagesverlauf dann mehr „zuschlagen" konnte. Der Versuch war nämlich doppelblind, d.h. weder die Testesser noch die Versuchsleiter wussten zu Beginn des Versuches, welche Personen den gezuckerten und welche den mit Süßstoff gesüßten Joghurt verzehrten. Das bedeutet: Süßstoffe machen mehr Appetit (wie, ist noch ungeklärt) und führen zu einer höheren Kalorienzufuhr!

Helfen Süßstoffe denn wenigstens die Diät von Diabetikern zu unterstützen? Auch hierzu habe ich nur eine einzige Untersuchung gefunden: Diabetikern wurde eine Diät gegeben, die entweder 30 g Zucker oder 30 g Stärke mit Süßstoff enthielt.

Ergebnis: In beiden Gruppen waren Werte wie Blutzucker oder Insulin völlig identisch. Die Süßstoffdiät hatte überhaupt nicht zu einer besseren Blutzuckereinstellung geführt, wie man eigentlich hätte annehmen müssen. Langzeituntersuchungen bei Diabetikern mit und ohne Süßstoffe sind mir nicht bekannt. Aufgrund der obigen Erkenntnisse muss man Diabetikern also von Süßstoffen dringend abraten, da sie nicht zu einer besseren Zuckereinstellung, wohl aber zu einer Gewichtssteigerung führen – und das ist das, was der Diabetiker am wenigstens gebrauchen kann.

Warum gibt es so wenige Studien?

Gibt es eigentlich wirklich so wenige Studien, die sich mit den entscheidenden Fragen zu Thema „Süßstoffe" befassen? Oder gibt es diese vielleicht, sie sind nur nicht in den bedeutenden Fachzeitschriften und damit nicht in der Datenbank medline enthalten? Ich behaupte: Es gibt keine einzige Studie, die einen Nutzen von Süßstoffen für eine Gewichtsreduktion oder in der Zuckereinstellung des Diabetikers belegt! (Wenn Sie eine kennen: Bitte informieren Sie mich!)

Warum bin ich mir da so sicher? Gäbe es auch nur eine einzige Studie, so könnten wir sicher sein, dass die Süßstoff-Industrie mit großem Werbeaufwand (Wissenschaftliche Symposien, Fernsehberichte, Zeitungsartikel usw.) die hervorragenden Resultate unter die Ärzte und Laien gebracht hätte – aus verständlichem ökonomischen Interesse.

Da dies aber nicht geschehen ist, existieren tatsächlich nur die besagten Studien mit negativem Ergebnis.

Viehzucht: Warum essen Tiere Süßstoffe?

Wussten Sie, dass Tierfutter zum Mästen von Schweinen Süßstoffe enthält? Glauben Sie, dass die Schweinemäster Ihren Schweinen Süßstoffe geben, damit diese schön schlank bleiben? Nein, es ist ganz klar erwiesen, dass Futter mit Süßstoffen zu einer schnelleren Gewichtszunahme als solches ohne Süßstoffe führt. Der Süßstoffindustrie kann man also nur gratulieren: Sie verkauft die Süßstoffe an die Bauern, die ihre Schweine damit erfolgreich mästen, und an die Übergewichtigen und Diabetiker, damit diese (angeblich) schlank werden.

Wenn Sie nicht zum Mastschwein werden wollen: Süßstoff – ade!

Mein Ratschlag an alle Übergewichtigen und Diabetiker: Es gibt viele schulmedizinische und naturheilkundliche Tipps, die Ihnen das Abnehmen und die Blutzuckereinstellung erleichtern helfen, ein ganz einfacher, kostenloser und bisher kaum bekannter Tipp lautet aber:

Entfernen Sie sämtliche Süßstoffe und damit hergestellten Lebensmittel aus Ihrer Küche und Ihrer Ernährung! Dann haben Sie schon sehr viel richtig gemacht. Lassen Sie die Industrie weiter Süßstoffe an die Bauern verkaufen – aber lassen Sie sich nicht mehr für dumm verkaufen!

Broteinheiten und Kalorienzählen: Der nächste Irrtum in der Diabetologie

Aber Broteinheiten sind doch wichtig, werden Sie einwenden. Ja und nein. Für den Insulin spritzenden Diabetiker hat es schon eine gewisse Bedeutung, wie viel Kohlenhydrate – und diese werden mit Broteinheiten berechnet – er mit wie vielen Einheiten Insulin „wegspritzen" muss. Doch auch hier gilt: Broteinheit ist nicht gleich Broteinheit. Die Tabellen berücksichtigen nämlich nicht den glykämischen Index (siehe unten). Für Insulinpatienten will ich die Broteinheitentabellen nicht völlig verdammen, für alle diätetisch oder medikamentös eingestellten Diabetiker ist das Zählen von Broteinheiten eine völlig vergebliche Liebesmüh. Die darin investierte Zeit und Energie sollte lieber für wichtigere Dinge genutzt werden.

Aber Kalorienzählen ist doch wegen des Gewichtes wichtig? Ganz klare Antwort: Nein! Kennen Sie jemanden, der mit Kalorienzählen wirklich dauerhaft abgenommen hat? Würden Sie mit Kalorientabellen in den Supermarkt gehen und aufwändig Nahrungsmittel vergleichen? Haben Sie schon einmal versucht, die Kalorien eines kompletten Gerichtes in einem Restaurant zu errechnen? Und wie viele Kalorien haben Sie denn gestern verbraucht?

Finden Sie für sich eine Kostform, die
- etwas weniger Kalorien enthält als sie verbrauchen
- alle Nährstoffe enthält, die sie benötigen (FdH ist der falsche Weg, wenn Sie vom Falschen nur noch die Hälfte verzehren)
- die Sie vertragen (viel Rohkost bringt Ihnen nichts, wenn Sie nur noch Blähungen haben)
- und die Ihnen auch noch schmeckt (nur dann bleiben Sie bei der Stange).

Wie viele Kalorien brauchen wir denn zum Abnehmen? 2000, 1800 oder 1500? Manche kasteien sich gar mit 800 oder 600 Kalorien. 600- oder 800-Kaloriendiäten sind so ungefähr die dümmste Form des Abnehmens, die Sie machen können. Nur ein bisschen weniger (unter 500 Kalorien) und Sie kommen stoffwechselmäßig in das Fasten hinein – mit dem Vorteil, dass Sie keinen Hunger mehr haben. Bei den Niedrig-Kalorien-Diäten schieben Sie hingegen Kohldampf ohne Ende. Dazu kommt noch der Jojo-Effekt, der den Erfolg innerhalb kürzester Zeit zunichte macht (siehe Kap. Heilfasten). Wenn Sie das Gewicht halten wollen, müssen Sie genauso viele Kalorien zuführen wie Sie verbrauchen. Wenn Sie abnehmen, so muss die Energiebilanz negativ sein, d.h. Sie müssen ein bisschen mehr verbrauchen als Sie zuführen. Erinnern Sie sich an den Radrennfahrer Jan Ulrich, wenn er die Tour de France beginnt? Wohl genährt und pausbäckig sitzt er auf dem Rad. Und nach der Tour sieht er hager und ausgemergelt aus. Ganz klar nach mehreren tausend Kilometern im Sattel. Aber wissen Sie, wie viel Kalorien er täglich verzehrt hat? Etwa 7000! Das heißt, Sie können bei einer Zufuhr von 7000 Kalorien täglich abnehmen, wenn Sie noch mehr verbrauchen. Und Sie nehmen bei 1500 Kalorien noch zu, wenn Sie sich kaum bewegen. Das kennen Sie doch: „Ich esse fast gar nichts und nehme dennoch nicht ab!" Die Lösung: Mehr essen, aber noch mehr Energie verbrauchen (siehe Kap. Bewegung).

Glyx-Diät: Was ist das eigentlich?

Jetzt gibt es einige Tipps, was Sie bei einer Diabetes-Diät wirklich beachten sollten. Beginnen wir mit den Kohlenhydraten. Kohlenhydrate lassen den Blutzucker ansteigen, weil sie im Körper zu Glukose abgebaut werden. Aber Kohlenhydrat ist nicht gleich Kohlenhydrat. Wir unterscheiden Einfachzucker wie Fruchtzucker (Fruktose) oder Traubenzucker (Glukose) von Mehrfachzuckern wie Haushaltszucker (Fruktose + Glukose) und von komplexen Kohlenhydraten (Stärke in Mehl, Nudeln, Reis). Ganz vereinfacht kann man sagen: Zucker schießt ins Blut, Stärke fließt ins Blut und Stärke in Verbindung mit Ballaststoffen (Vollkornprodukte) rinnt ins Blut.

Wenn Sie 60 g Kohlenhydrate in Form von Weißmehlbrötchen, Vollkornbrot oder Frischkornbrei verzehren, dann haben Sie mit jeder Mahlzeit 5 Broteinheiten aufgenommen (1 Broteinheit = 12 g Kohlenhydrate).

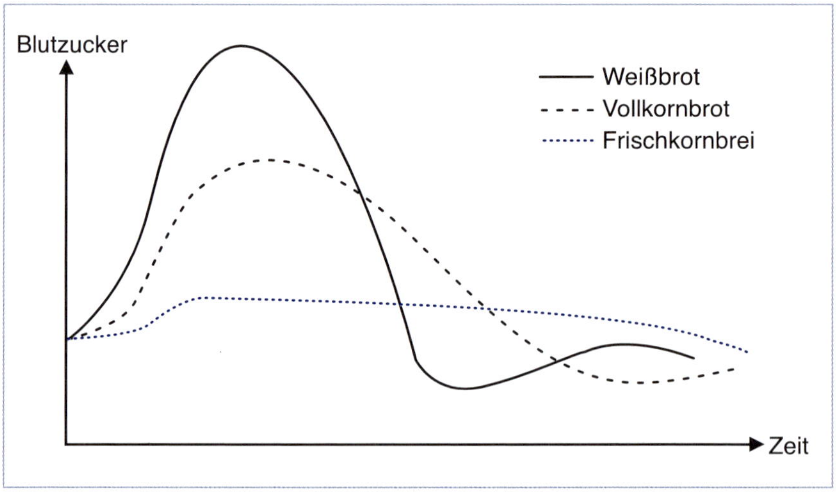

Blutzuckeranstieg durch 5 BE Weißbrot, Vollkornbrot oder Frischkornbrei

In der schematischen Zeichnung können Sie den unterschiedlichen Blutzuckerverlauf nach der gleichen Menge an Kohlenhydraten erkennen. Nach den Brötchen kommt es zu einem sehr raschen Anstieg. Die Bauchspeicheldrüse schüttet sehr viel Insulin aus, weil sie denkt, bei dem hohen Zuckeranstieg hat mein Mensch wohl sehr viel gegessen (Anmerkung: Die Bauchspeicheldrüse „denkt" natürlich nicht, dies ist im übertragenen Sinne, nicht wörtlich zu verstehen). Sie schüttet daher mehr Insulin aus, als es bedarf, um den Zucker des Brötchens in die Zellen zu bringen. Es kommt reaktiv zu einer Unterzuckerung. Die Folge ist Hunger. Wir haben schneller Hunger und essen bei der nächsten Mahlzeit mehr oder verzehren eine Zwischenmahlzeit. Beim Vollkornbrot sieht der Blutzuckeranstieg schon viel geringer aus und auch die reaktive Unterzuckerung fällt sehr moderat aus oder kommt gar nicht zustande. Die Ballaststoffe im Vollkornbrot verzögern die Verdauung. Die Kohlenhydrate aus dem Frischkornbrei können von den Verdauungsenzymen nur schwer und langsam aufgeschlossen werden. Es kommt daher nur zu einem minimalen Blutzuckeranstieg und gar keiner Unterzuckerung. Das ist der Grund, warum Vollkornprodukte günstiger als raffinierte Getreideprodukte sind – nicht nur für den Diabetiker, aber für den besonders.

Damit dieses unterschiedliche Blutzuckeranstiegsverhalten verschiedener Nahrungsmittel – unabhängig von den fast nutzlosen Kalorien oder Broteinheiten – besser abgeschätzt werden kann, haben Ernährungswissenschaftler den Glykämischen Index entwickelt. Wörtlich übersetzt bedeutet dies „Anzeiger von Zucker im Blut". Die etwas populistische Abkürzung lautet Glyx. Der Glyx von reinem Traubenzucker wurde willkürlich gleich 100 gesetzt. Alle anderen Nahrungsmittel werden nun damit verglichen. Nahrungsmittel unter 50 werden als eher günstig angesehen, über 50 weniger. Je höher der Glyx, desto ungünstiger.

Generell kann man sagen, je ballaststoffreicher ein Nahrungsmittel ist, desto niedriger ist der Glyx (Beispiel: Weißbrot 70, Vollkornbrot 50).

Je verarbeiteter ein Nahrungsmittel ist, desto höher ist der Glyx (Beispiel: rohe Karotten 35, gekochte Karotten 85).

Die folgende Tabelle soll einige Beispiele aufführen. Die Nahrungsmittel wurden in drei Gruppen mit niedrigem, mittlerem und hohen Glyx eingeteilt. Selten isst man ein Nahrungsmittel isoliert, sondern meist kombiniert. Hierbei können Nahrungsmittel mit niedrigem Glyx (z.B. ballaststoffhaltige Kost) die Nahrungsmittel mit hohem Glyx etwas „herunterziehen" und die Kohlenhydrataufnahme verzögern.

Wenn Sie sich an dem Glyx orientieren, so machen Sie in Bezug auf die Kohlenhydrate schon sehr viel richtig. Zum Schluss aber auch noch etwas Kritik. Im Prinzip ist der Glyx nichts anderes als alter Wein in neuen Schläuchen. Die gute alte Vollwertkost nach Kollath, Bircher-Benner oder Bruker emp-

Glyx verschiedener Nahrungsmittel

niedriger Glyx sehr empfehlenswert	*mittlerer Glyx* bedingt empfehlenswert	*hoher Glyx* gar nicht empfehlenswert
Vollkornbrot, grob Pumpernickel Ballastknäckebrot Haferkleiekekse	Vollkornbrot, fein Knäckebrot Reiskräcker Pizza	Weißbrot/brötchen Baguette Croissants Waffeln
Kleieflocken Vollkornhaferflocken Vollkornmüsli ohne Zucker Frischkornbrei	Müsli mit Zucker Instanthaferflocken Haferbrei	Cornflakes andere industriell hergestellte Zerealien
Geschrotete Körner Vollkornspaghetti Bulgur Glasnudeln	Pellkartoffeln Vollkornreis wilder Reis Hirse	gebackene Kartoffeln Pommes frites Kartoffelchips weißer Reis
Alle Hülsenfrüchte Auch Soja und Erdnüsse Mandeln, Walnüsse Leinsamen Sesamsaat		
Auberginen Blattsalate Brokkoli Rohe Karotten Spinat Tomaten Zucchini	gekochte Karotten Kürbis Rote Bete Zuckermais	
Äpfel Birnen	Ananas Bananen	

niedriger Glyx sehr empfehlenswert	*mittlerer Glyx* bedingt empfehlenswert	*hoher Glyx* gar nicht empfehlenswert
Grapefruit Kiwi Orangen Trauben	Melonen Rosinen	
Apfelsaft Buttermilch Orangensaft Sojadrink Tomatensaft Trinkmilch Mineralwasser Tee ohne Zucker Kaffee ohne Zucker	Fruchtsaftgetränke Fruchtnektare Bier	Limonaden
Fruktose Laktose Bitterschokolade	Marmelade Müsliriegel Schokolade Eiscreme	Traubenzucker Malzzucker Maltodextrin
Joghurt Kefir Quark Käse	Milchprodukte mit Zucker (z.B. Joghurt mit Fruchtzubereitung)	

fiehlt im Wesentlichen nichts anderes – nämlich die Nahrung wenig verarbeitet und so naturbelassen wie möglich zu verzehren. Wenn die Menschen mit einer modischen und gut klingenden Glyx-Diät dazu gebracht werden können, sich vollwertig zu ernähren – umso besser.

Man sagt, dass man Äpfel nicht mit Birnen vergleichen darf. Mit dem Glyx können Sie das schon, was die Bewertung der Kohlenhydrate angeht. Sie können aber nicht Äpfel mit Eisbein vergleichen. Ein Eisbein hat nämlich einen sehr niedrigen Glyx, weil es überwiegend aus Fett und nicht aus Kohlenhydraten besteht. Für den Diabetiker ist es wegen des Fettes trotzdem nicht zu empfehlen. Selbst bei kohlenhydratreichen Nahrungsmitteln kann uns der Glyx manchmal in die Irre führen. Beispiel: Schokolade mit einem Kakaoanteil von 70% hat einen Glyx von unter 30, was sehr niedrig ist. Eine solche Schokolade wäre daher für den Diabetiker durchaus empfehlenswert, da sie nur zu einem geringen Blutzuckeranstieg führt. Wegen des hohen Gehaltes an gesättigten Fetten und des damit verbundenen hohen Energiegehaltes bei gleichzeitiger Ballaststofffreiheit und großer Armut an Mineralien und Vitaminen ist selbst eine solche Schokolade für den Diabetiker jedoch problematisch (eine Schokolade mit niedrigerem Kakaoanteil ist natürlich noch weniger empfehlenswert). Wenn Sie diese Einschränkungen berücksichtigen, kann ich Ihnen die Orientierung am Glyx guten Gewissens empfehlen.

Fette: Gute Fette, schlechte Fette

Wer fett ist, muss früher sterben (siehe Kap. Klassische Risikofaktoren, BMI). Wer fett isst (mit zwei s!), muss natürlich auch früher sterben. Oder? Was so plausibel klingt, muss nicht stimmen. Prüfen wir diese Behauptung doch einmal an der Realität. Die Bewohner der griechischen Insel Kreta essen so fett wie kaum jemand in Europa. Trotzdem werden sie mit am ältesten – obwohl die medizinische Versorgung schlechter als in Mitteleuropa ist und die Griechen mehr rauchen. Merkwürdig. Die Eskimos ernähren sich noch fettreicher, dazu noch mit ungesunden tierischen Fetten. Sie sterben aber weniger an Herzkrankheiten als Mitteleuropäer. Vielleicht gibt es ja genetische Gründe dafür, vielleicht haben die Eskimos andere Erbanlagen. Wenn Eskimos aber nach Dänemark ziehen und ihre fetten Fische gegen Schweine-, Rindfleisch, Geflügel und Milchprodukte eintauschen, kriegen sie genauso häufig Herzprobleme wie die Dänen. Merkwürdig.

Vor einigen Jahren erforschte die Nurses Health Study den Fettkonsum und die Sterblichkeit an fast 100 000 amerikanischen Krankenschwestern, einer sehr homogenen, dazu noch gesundheitsorientierten Bevölkerungsgruppe. Das Ergebnis: Die Menge des verzehrten Fettes hatte überhaupt keinen Einfluss auf die Sterblichkeit. Ob die Krankenschwestern fett aßen oder nicht, sie starben genauso früh oder spät. Sehr merkwürdig.

Erst als die Forscher genauer nachschauten, welche Fette verzehrt wurden, entdeckten sie auffällige Differenzen. Wer viel gesättigte Fettsäuren verzehrte, starb früher. Wer viel ungesättigte Fettsäuren verzehrte, hingegen später. Den größten Einfluss hatten die Transfettsäuren. Transfettsäuren kommen natürlicherweise in geringer Menge im Fleisch und in der Milch von Wieder-

Gute Fette	**schlechte Fette**	
sehr empfehlenswert	*bedingt empfehlenswert*	*gar nicht empfehlenswert*
Kalt gepresste Pflanzenöle, z.B. Olivenöl, Leinöl	Kokosfett, Palmfett (wenig und nur zum Braten)	raffinierte Pflanzenöle
Reform-, Diät-margarine	Butter	sonstige Margarine
Fette Fische	mageres Fleisch	fettes Fleisch
Leinsamen	Kokosnüsse	
Nüsse, Mandeln		

käuern vor (z.B. Rind, Hammel, Milchprodukte). Die größte Quelle sind aber raffinierte und hoch erhitzte Fette. Das sind die wahren Killerfette!

Sie dürfen also so viel Fett essen wie Sie wollen! Die Fette sollten aber qualitativ hochwertig sein (siehe Tabelle) und Sie müssen den Energiegehalt berücksichtigen. 1 Gramm Fett hat mehr als doppelt so viele Kalorien wie ein Gramm Kohlenhydrate oder Eiweiß. Wenn Sie also unter Ihrer Fettzufuhr nicht zunehmen oder sogar abnehmen, obwohl Sie übergewichtig sind, dann liegen Sie mit der Fett- und Energiezufuhr genau richtig.

Um der leidigen Butter- oder Margarinefrage aus dem Weg zu gehen: Machen Sie's doch wie die Kreter: Träufeln Sie ein paar Tropfen kalt gepresstes Olivenöl auf das Brot.

Fazit: Welche Nahrung sollten Sie bevorzugen, welche meiden?

Obst: Ein gutes Lebensmittel

Hier können Sie gar nicht zu viel des Guten tun. Sie sehen an der Glyx-Tabelle, dass der Zuckeranstieg gar nicht so dramatisch wie befürchtet ist. Lediglich mit sehr süßem Obst wie beispielsweise Bananen sollten Sie vorsichtig sein.

Gemüse und Salate: Je mehr, desto besser

Das Gleiche gilt für Gemüse und Salate. Wenn Sie es roh gut vertragen – umso besser, das vermindert den Glyx und die Blutzuckeranstiege fallen noch geringer aus. Ein Rohkostteller vor dem Essen verlangsamt auch die Kohlenhydrataufnahme aus einer Portion Pommes frites.

Essen Sie 5 am Tag! Fünf Portionen Obst, Salat oder Gemüse (natürlich nicht immer das Gleiche) entsprechen etwa 750 g. Das liefert Ihnen viele Ballaststoffe, Vitamine und Mineralstoffe.

Fleisch: Je weniger, desto besser

Machen Sie's doch einfach wie Ihre Großeltern: Am Sonntag kommt der Braten auf den Tisch, in der Woche gibt es zweimal Fisch, ansonsten essen Sie fleisch- und wurstfrei. Fleisch ist nicht das Stück Lebenskraft, mit dem es beworben wird. Hoher Fleischkonsum bedeutet wenig Ballaststoffe, wenig Vitamine, viele versteckte Fette (auch in der Bratensoße) und Cholesterin. Die Sterblichkeit von Vegetariern ist deutlich geringer als die von „Fleischfressern". Vegetarier haben auch viel seltener Übergewicht und Diabetes. Sie müssen nicht zum hundertprozentigen „Gras- und Körnerfresser" werden – aber in die Richtung sollte es schon gehen. Probieren Sie mal einen leckeren Brokkoli-Nudel-Auflauf mit Tomatensoße – da brauchen Sie kein Fleisch mehr.

Fische: Bester Schutz vor tödlichen Herzrhythmusstörungen

Fetter Seefisch (z.B. Hering, Lachs, Thunfisch, Makrele) liefert Jod zur Stoffwechselanregung und wertvolle Omega-3-Fettsäuren zur Triglyceridsenkung. Zwei Portionen in der Woche sollten mindestens sein. Allein mit dieser Maßnahme können Sie Ihr Herztodrisiko um 30% senken!

Alkohol: In Maßen, nicht in Maßkrügen!

Wenn Sie den Blutdruck gut eingestellt haben, keine erhöhte Harnsäure haben, die Leberwerte normal sind und Sie nicht unter Herzrhythmusstörungen leiden, dann ist Ihnen ein Drink am Tag (eine Flasche Bier, ein Glas trockener Wein) durchaus erlaubt (ein oder zwei Tage Pause in der Woche sollten schon sein). Ich vergaß das Wichtigste: Wenn Sie Ihr Gewicht normalisiert haben! Eine Gewichtsabnahme mit täglicher Alkoholration ist nahezu unmöglich – oder Sie müssten so viele andere Nahrungsmittel einsparen, dass Sie Probleme mit der Versorgung Ihrer Vitamine und Mineralien bekommen. Ein Gramm Alkohol (7) hat fast genau so viele Kalorien wie ein Gramm Fett (9) und fast doppelt so viel wie Kohlenhydrate oder Eiweiß (je 4).

Wenn Sie in der Phase der Gewichtsabnahme sind, dann belohnen Sie sich doch: Wenn Sie am Sonntag den gewünschten Gewichtsverlust in der Woche (z.B. 250 g) erzielt haben, dann dürfen Sie ein Schlückchen trinken, wenn nicht – dann machen Sie's in der nächsten Woche eben besser.

Chronische Alkoholzufuhr führt u.a. zu Übergewicht und Leberschäden. Akut kann Alkohol zur Unterzuckerung führen, besonders bei mit Tabletten oder Insulin eingestellten Diabetikern – manchmal aber erst nach vielen Stunden.

Eiweiß: Droht hier etwa auch Gefahr?

Eiweiß ist lebensnotwendig. Wenn Sie völlig auf Eiweiß verzichten, so kommt es nach wenigen Wochen zu irreversiblen Organschäden, weil der Organismus keine Zellreparaturen mehr ausführen kann. Nach wenigen Monaten tritt der Tod ein. Viele Diabetiker verzehren darum große Mengen Quark oder Joghurt, weil „es doch so gesund ist". Wenn sie besonders gesundheitsbewusst sind, verzehren sie auch noch fettarme Produkte, die dann noch eiweißreicher sind. Kohlenhydrate sind in diesen Produkten kaum enthalten, sie haben einen niedrigen Glyx (wenn man sie nicht mit gezuckerten Fruchtzubereitungen isst). Leider muss ich Sie schon wieder enttäuschen: Auch damit tun Sie sich nichts Gutes!

Natürlich brauchen wir Eiweiß. Und zwar so viel, dass wir unsere tägliche Zellregeneration gewährleisten können. Dafür reichen etwa 50 g Eiweiß aus. Die durchschnittliche tägliche Zufuhr in Deutschland liegt aber beim Doppelten bis Dreifachen. Die Schulmedizin misst einer Eiweißüberzufuhr keine Bedeutung bei. Naturheilkundler sehen dies etwas anders.

Mit elektronenmikroskopischen Aufnahmen hat man entdeckt, dass die Basalmembran der Zellen und bei Über- und Fehlernährten verdickt ist. Auch das Bindegewebe enthält mehr Proteoglykane und Glykosaminoglykane als bei Gesunden. Das sind verzuckerte Eiweiße. Alle Substanzen für die Zellversorgung (z.B. Sauerstoff, Glukose, Vitamine) müssen von den Gefäßen das Bindegewebe und die Basalmembran passiv durch Diffusion überwinden, ebenso alle Substanzen für die Zellentsorgung (Kohlendioxid, Laktat). All dies ist wissenschaftlich unbestritten.

Eine Theorie besagt nun, dass bei einer Eiweißüberernährung die Diffusion von den Gefäßen zu den Zellen behindert ist. Um die Versorgung der Zellen dennoch zu gewährleisten, muss der Organismus einen höheren Druck (Blutdruck) oder eine höhere Konzentration in den Gefäßen (Hyperglykämie) aufbauen, damit die Versorgung wieder verbessert wird. Wenn nun durch eine Eiweißrestriktion das Bindegewebe und die Basalmembran von überschüssigem Eiweiß befreit wird, klappt die Zellversorgung und -entsorgung wieder besser – Blutdruck und Blutzucker können sich wieder normalisieren.

Wie gesagt, das ist eine Theorie, aber einiges spricht dafür, zum Beispiel die ausgezeichneten Erfolge, die sich auch mit nur relativ geringer Gewichtsreduktion durch das Heilfasten (siehe Kap. Heilfasten) erzielen lassen. Vielleicht ist das nicht nur auf den Fettabbau und die damit verbundene Minderung der Insulinresistenz, sondern auch auf den Abbau überschüssigen Eiweißes zurückzuführen.

Hinzu kommt noch, dass eine Eiweißüberlastung immer mit einer Übersäuerung des Stoffwechsels einhergeht. Sie können dies selbst anhand von pH-Wert-Messstreifen (Bereich ca. 5–8, in der Apotheke erhältlich) nachprüfen. Messen Sie dazu mehrmals täglich zu verschiedenen Tageszeiten (morgens nach dem Aufstehen, abends vor dem Zubettgehen, mal vor einer Mahlzeit, mal eine Stunde nach einer Mahlzeit) den pH-Wert des Urins.

Auswertung:
Werte immer um die 7:
Hervorragend! Sie sind im Säure-Basen-Gleichgewicht.
Einige Werte zwischen 5 und 6, aber auch mal Werte um die 7:
Befriedigend! Sie tendieren zu einer Übersäuerung.
Werte immer zwischen 5 und 6:
Sie befinden sich in einer Säurestarre! Tun Sie etwas zur Entsäuerung.

Säure-Basen-Ernährung

basenreich/bildend	*neutral*	*säurereich/bildend*
Gemüse, Obst,	Vollkornprodukte	Zucker, Süßigkeiten, Kuchen,
Kartoffeln	(Vollkornnudeln,	Weißmehlprodukte
Kräuter	-spaghetti, -reis)	Käse, Quark, Wurst, Fleisch
Grüntee	Nüsse, Butter	Kaffee, Alkohol, Nikotin

Worauf es wirklich ankommt

Manche Diabetiker halten sich sehr genau an die Diätvorschriften, die man ihnen gegeben hat, auf die Ärzte und Diätberater sie manchmal richtig eingeschworen haben. Und sie wundern sich, dass trotz allen Zählens von Kalorien und Broteinheiten der Zucker nicht besser wird und das Gewicht nicht runtergehen will. Mir ist ein Diabetiker, der sich an wenige Vorschriften hält, aber doch so viel tut, dass er kontinuierlich auf sein Wunschgewicht hinsteuert, lieber, als ein Diabetiker, der sich peinlich genau an alle Diätanweisungen hält, aber kein Gramm abnimmt. Einige Gründe dafür haben Sie jetzt erfahren (z.B. Süßstoffe). Diabetiker sehen manchmal den Wald vor lauter Bäumen nicht. Heben Sie Ihren Blick! Schauen Sie nicht so sehr auf das konkrete Ernährungsdetail. Berücksichtigen Sie das Ganze. Einige Hinweise hierzu haben Sie in diesem Kapitel erhalten. Die Erfolgsmesser sind Ihr Gewicht und Ihr Blutzucker (bzw. Ihr HbA1c in jedem Quartal). Wenn sich hier nichts bessert, müssen Sie Ihre gesamte Strategie überdenken. Sinken aber Gewicht, Blutzucker und HbA1c, dann gratulieren Sie sich und machen Sie weiter so. Auch wenn Sie gegen einige konventionelle Ernährungsempfehlungen verstoßen, lassen Sie sich nicht von Ihrem Erfolgsweg abbringen.

Gewichtsreduktion: 10 Goldene Regeln für erfolgreiches Abnehmen

1. Wiegen: Schielen Sie nicht ständig nach der Waage

Wie oft wiegen Sie sich? Jeden Tag, um dann wieder frustriert zu sein, wenn 200 g mehr drauf sind, obwohl Sie doch „nichts" gegessen haben? Ich empfehle Ihnen, sich nicht mehr und nicht weniger als einmal in der Woche zu wiegen, zum Beispiel jeden Sonntagmorgen vor dem Frühstück. Dann können Sie in Ruhe überlegen, was Sie in der vergangenen Woche falsch oder richtig gemacht haben. Tragen Sie das Gewicht in eine Tabelle oder besser noch als „Fieberkurve" auf Rechen- oder Millimeterpapier ein (Computerfreaks können auch Graphikprogramme verwenden). Hängen Sie die Tabelle oder Kurve an den Kühlschrank. Vielleicht hält Sie das von dem einen oder anderen nächtlichen „Fehlgriff" ab. Sie können sich natürlich auch andere Strategien überlegen. Dies hier sind nur Beispiele.

Wenn das Gewicht in der vergangenen Woche doch angestiegen ist, weil der Geburtstag am Freitag bei Tante Erna doch wieder ein paar hundert Gramm Zuwachs gebracht hat, dann ist der Sonntag ideal für einen Entlastungstag. Begreifen Sie diesen aber nicht als Bestrafung, sondern als Instrument der Säuberung und Entschlackung. Haben Sie gut abgenommen, vergessen Sie nicht, sich selbst zu belohnen.

Kontrolle ist gut und wichtig, aber zu viel Kontrolle frustriert und ist kontraproduktiv.

2. Aperitif: 1 Glas lauwarmes Wasser

Ein Kräuterschnäpschen ist für Übergewichtige nicht der richtige Starter für ein Essen, da es zusätzliche Kalorien liefert und den Appetit anregt. Besser ist da schon ein Glas lauwarmes Wasser, wenn Sie wollen mit einem Esslöffel Apfelessig. Da der Magen dann schon ein wenig gefüllt ist, wird die nachfolgende Mahlzeit etwas weniger üppig ausfallen.

Nicht bei geschwächter Verdauung anwenden, da durch die Verdünnung des Magensaftes die Verdauung weiter verschlechtert werden könnte.

3. Rohkost: Der ideale Starter

Zusätzlich oder anstelle des Wassers können Sie die Mahlzeit auch mit einem Rohkostteller oder einem Stück Obst beginnen. Das liefert wertvolle Mineralien, Vitamine und Ballaststoffe – und führt schon zu einer gewissen Sättigung. Dann benötigen Sie auch nicht mehr so viel vom nachfolgenden Käsesoufflé oder Schweinebraten.

Nicht jeder verträgt Rohkost gut. Dann verzehren Sie doch vor dem Essen einen kleinen Teller mit leicht angedünstetem Gemüse.

4. Kauen: Wer länger kaut, wird schneller satt

Man hat festgestellt, dass das Hungerzentrum im Gehirn von Übergewichtigen zu langsam auf Nahrungszufuhr reagiert. Wenn das Gehirn die Information „satt“ meldet, hat der Übergewichtige schon mehr gegessen, als ihm gut tut. Wie können wir diesen Mechanismus überlisten? Einfach indem wir so langsam essen, dass wir dem Hungerzentrum genügend Zeit lassen.

Probieren Sie es doch mal aus: Kauen Sie jeden Bissen 30-mal! Schlucken Sie den Nahrungsbrei erst dann runter, wenn er ganz flüssig geworden ist. Trinken Sie nichts dazu. Nehmen Sie den nächsten Bissen erst dann in den Mund, wenn Sie den vorherigen Bissen runtergeschluckt haben. Sie werden merken, dass Sie sehr viel länger für eine Mahlzeit brauchen, dass es viel besser schmeckt – und dass Sie viel weniger brauchen, weil Sie schneller satt werden.

Nehmen Sie einen kleinen Teller (dann sieht das Essen nach mehr aus).

5. Aufhören: Nichts mehr essen, wenn Sie satt sind

Tun Sie nicht so viel auf den Teller. Nehmen Sie lieber etwas nach. Das ist eine gewisse Hemmschwelle. Wenn wir zu viel auf dem Teller haben, fällt es uns schwer, etwas übrig zu lassen – besonders wenn wir aus der Kriegsgeneration stammen. „Nahrungsmittel wirft man nicht weg!" haben wir alle noch gelernt. Doch bedenken Sie bitte: Keinem Hungernden in einem Entwicklungsland ist damit geholfen, wenn Sie sich dick essen, nur weil man Ihnen eingeimpft hat, dass man nichts auf dem Teller lassen soll. Also lieber mal etwas übrig lassen oder – besser noch – den Teller erst gar nicht so voll laden.

Bitte stehen Sie aber auch nicht hungrig vom Tisch auf. Sonst lechzen Sie nämlich nach einer kalorienreichen Zwischenmahlzeit oder schlagen sich bei der nächsten Hauptmahlzeit den Bauch voll. Diabetiker mit Zucker senkenden Tabletten oder Insulin könnten bei einer zu kleinen Mahlzeit in die Gefahr einer Unterzuckerung kommen.

6. Zwischenmahlzeiten: Der kleine Hunger zwischendurch

Bei intensivierten Insulineinstellungen können Zwischenmahlzeiten angezeigt sein. Ansonsten sollten Sie sich eigentlich mit vollwertigen Lebensmitteln bei den Hauptmahlzeiten so satt gegessen haben, dass das Sättigungsgefühl auch bis zur nächsten Mahlzeit anhält. Nach einem Stück Sahnetorte bekommt man sehr viel schneller wieder Hunger als nach einem Vollkornbrot mit Käse (bei gleicher Kalorienzahl). Je mehr schnell resorbierbare Kohlenhydrate (Süßigkeiten, auch versteckte Zucker in industriell hergestellter Kost) Sie verzehren, desto mehr Insulin wird ausgeschüttet, desto eher kommt es nachfolgend zu einer Unterzuckerung, desto eher kommt es zu erneutem Hungergefühl – und dann meist auf etwas Süßes.

Sollten Sie doch einmal Hunger zwischen den Mahlzeiten bekommen, dann dürfen Sie auf keinen Fall zu den von der Werbung gepriesenen Snacks greifen, da diese meist viel Zucker enthalten und den nächsten Hunger vorprogrammieren. Auch süße Säfte sind nicht geeignet. Greifen Sie lieber zu einer rohen Karotte, einem Vollkornknäckebrot oder einer Reiswaffel. Auch ein Glas Mineralwasser kann den Hunger mitunter stillen.

Bei Diabetikern unter Zucker senkenden Tabletten oder Insulin kann Hunger ein Symptom einer Unterzuckerung sein.

7. Süßes: Dürfen das Diabetiker überhaupt?

Eine gute Nachricht für Diabetiker: Ja, Sie dürfen auch mal etwas Süßes essen. Süßigkeiten werden dem Diabetiker heute nicht mehr strikt untersagt. Sie sollten aber sehr sparsam damit umgehen, zumal die meisten Süßigkeiten eben nicht nur viel Zucker, sondern auch die für Diabetiker ungünstigen Fette enthalten (z.B. Schokolade). Wie Sie damit umgehen, entscheiden Sie selbst. Hier einige Tipps:

- Manchen Übergewichtigen fällt es leichter, ganz auf Süßigkeiten zu verzichten, als hin und wieder diszipliniert zu naschen. „Es ist leichter, einer Begierde ganz zu entsagen, als in ihr Maß zu halten", sagte schon Nietzsche. Wenn Sie zu denen gehören, die sich doch ab und zu einmal etwas Süßes gönnen, dann sollten Sie folgendes beherzigen: Wenn Sie sich für ein Stück Kuchen, einen Riegel Schokolade oder eine Eiskugel entscheiden, dann tun Sie es bitte ganz bewusst – und nicht, weil es eben gerade da ist, es Ihnen angeboten wird und Sie nicht „Nein" sagen können oder weil das Buffet so verlockend ist. Wenn Sie schon etwas Süßes essen, haben Sie ein gutes Gewissen dabei, es ist doch Ihre Entscheidung. Stehen Sie dazu und vor allem – genießen Sie es.
- Nehmen Sie sich bewusst eine kleine Menge und essen Sie diese sehr langsam auf. Schlingen Sie nicht eine Tafel Schokolade auf einmal herunter, sondern lutschen Sie lieber eine halbe Stunde an einem kleinen Stück herum. Sie werden merken, dass sie das mehr sättigt und befriedigt, als wenn Sie eine ganze Tafel verzehrt hätten.
- Gönnen Sie sich ein solches Vergnügen ganz gezielt ein- oder zweimal in der Woche als Belohnung, zum Beispiel für die erfolgreiche Gewichtsabnahme in den letzten Tagen. Versuchen Sie jedoch nicht, sich aus Frust mit

etwas Süßem zu trösten. Dann bleibt es nämlich meist nicht bei dem einen Stück. Suchen Sie sich dafür einen anderen Ausgleich – hören Sie eine schöne CD, machen Sie einen Spaziergang oder ähnliches.

Wenn schon Süßigkeiten, dann gezielt, bewusst und mit gutem Gewissen! Niemals jedoch aus Frust. Überdecken Sie schlechte Gefühle nicht mit Süßigkeiten, sondern verstärken Sie lieber schöne Gefühle mit einem besonderen, süßen Genuss.

8. Alkohol: In Maßen erlaubt

Wenn nichts dagegen spricht (siehe Kap. Ernährung, Alkohol) kann auch der Diabetiker einen Schluck Alkohol genießen, wobei ein trockener Wein natürlich besser als ein süßer Cocktail oder Likör ist. Auch Alkohol enthält aber „leere Kalorien" – immerhin mit 7 pro Gramm fast so viel wie reines Fett mit 9 Kalorien pro Gramm. Wer also zwei Flaschen Bier oder eine halbe Flasche Wein am Tag trinkt, hat allein aufgrund der Kalorienzufuhr kaum eine Chance abzunehmen. Dazu kommt noch etwas: Ist man erst mal ein bisschen „betüttelt", dann fallen alle weiteren Schranken viel schneller. Der Griff nach dem zweiten Glas fällt dann wesentlich leichter, genauso wie das Verlangen nach Erdnüssen, Kartoffelchips oder Pralinen wächst. Sind dann alle Dämme gebrochen, dann haben Sie ganz nebenbei während eines Spielfilms 500 bis 1000 Kalorien konsumiert.

Wenn Sie während einer gewünschten Gewichtsabnahme nicht ganz auf Alkohol verzichten wollen, handhaben Sie Ihren Konsum wenigstens kontrolliert: Erlauben Sie sich einmal pro Woche eine Flasche Bier oder ein Glas Wein. Der Blick auf die wöchentliche Gewichtstabelle oder -kurve zeigt Ihnen, ob Sie damit richtig liegen. Wenn Sie Ihr Zielgewicht erreicht haben und stabil halten wollen, dann dürfen Sie den Konsum bis auf einen Drink täglich ausdehnen – wenn Ihnen das stabile Körpergewicht und die Laborwerte das gestatten.

Alkohol ist Gift für eine erfolgreiche Gewichtsabnahme.

9. Sport: Der beste Fatburner, den es gibt

Bewegung verbraucht Energie, aber wie viel? Was glauben Sie, wie weit Sie mit schnellem Walking oder Jogging mit der Energie eines einzigen Kilos Ihres Körperfettes kommen? 10 km, 15 km oder noch mehr? Was schätzen Sie? Alles falsch: Sie kommen damit etwa 200 km weit! Lohnt es sich da eigentlich noch, sich wegen der Gewichtsabnahme überhaupt noch zu bewegen?

Ein einfaches Rechenbeispiel soll Sie überzeugen: Ein einmaliges Walken von 10 km verbraucht „nur" die Energie von 50 g Fett. Wenn Sie sich aber nur dreimal in der Woche auf diese Weise belasten, so sind dies schon 150 g in der Woche oder 7,8 kg im Jahr! Das ist doch nicht zu verachten (siehe auch Kap. Bewegung).

Eine Stunde strammes Spazierengehen verbraucht umgerechnet 25 g Fett.

10. Entlastungstage: Wie Sie sich wieder in's Gleichgewicht bringen

Haben Sie doch einmal gesündigt, weil Sie auf einer Feier dem zweiten Stück Sahnetorte oder dem dritten Glas Wein nicht widerstehen konnten, dann verzweifeln Sie nicht. Viele Übergewichtige unterwerfen sich strengen Vorsätzen wie „Ich esse nie wieder Schokolade!" Wenn dann doch das erste Stückchen gegessen wurde, brechen nicht selten alle Dämme. Die Folgen sind Frustration und Resignation: „Ich schaffe es ja doch nicht. Es hat ja alles keinen Zweck."

Stellen Sie lieber nicht so strenge, unrealistische Regeln für sich auf. Versuchen Sie, Ihre Vorsätze einzuhalten, aber bedenken Sie, dass es immer auch Ausnahmen geben kann. So ist das Leben. Dann müssen Sie halt überlegen, wie Sie das „Vergehen" wieder ausbügeln können. Aber deswegen brauchen Sie doch nicht die ganze Gewichtsabnahme in Frage zu stellen.

Ein Entlastungstag ist eine gute Möglichkeit, das Zuviel des einen Tages durch ein Weniger am nächsten Tag auszugleichen. Essen Sie einen Tag lang nur Obst, wobei Sie sehr süßes Obst (z.B. Bananen, Trockenobst) meiden sollten. Sie sparen damit Kalorien ein, entwässern Ihren Körper sehr gut, indem Sie viel Wasser, aber kein Salz zuführen und geben Ihrem Körper nebenbei viele Ballaststoffe, Vitamine und Enzyme. Genauso gut geht es mit einem Safttag (keine gesalzenen Säfte!) oder einem Reistag. Ein Entlastungstag ist ein Urlaubstag für Ihren Stoffwechsel! Sie gelangen so wieder zu dem Gewicht, das Sie vor dem „Ausrutscher" hatten. Es steht Ihnen natürlich frei, auch ohne vorherige „Sünden" einen Entlastungstag pro Woche einzulegen. Ihr Gewicht und Ihr Blutzuckerspiegel werden es Ihnen danken.

Patienten unter Zucker senkenden Tabletten oder Insulin müssen die Medikamenteneinnahme während eines solchen „Niedrig-Energie-Tages" unbedingt mit ihrem Arzt besprechen. Um Unterzuckerungen zu vermeiden, müssen die Medikamente reduziert, evtl. sogar ganz abgesetzt werden.

Bewegung: Abnehmen im Schlaf?

Wie lautet die Antwort auf die im Titel dieses Kapitels gestellte Frage: Abnehmen im Schlaf – funktioniert das wirklich? Natürlich „Nein", sagen Sie jetzt. Und das ist falsch! Abnehmen im Schlaf, das gibt es tatsächlich. Keine Sorge, ich will ihnen jetzt nicht noch eine neue Wunderkur verkaufen, sondern eine Methode, die wirklich klappt. Wo der Haken liegt, werden Sie allerdings gleich sehen.

Physiologen, also Wissenschaftler, die sich mit den biologischen und chemischen Abläufen unseres Körpers befassen, haben einmal den Grundumsatz verschiedener Menschen gemessen. Der Grundumsatz ist der Energieverbrauch eines ruhenden Menschen. Bestimmte Erkrankungen wie etwa eine Schilddrüsenunterfunktion (Grundumsatz ↓) oder eine Überfunktion (Grundumsatz ↑) können diesen verändern. Es gibt natürlich auch gewisse konstitutionelle Unterschiede. Große und stabil (nicht fett!) gebaute Menschen verbrauchen natürlich mehr als kleine und eher grazile Zeitgenossen. Man hat nun gleichzeitig den Körperfettgehalt und den Muskelanteil der Versuchspersonen abgeschätzt. Als man dann diese Anteile mit dem Grundumsatz verglichen hat, kam etwas sehr Merkwürdiges heraus: Gleich große und schwere Menschen konnten einen sehr unterschiedlichen Energieverbrauch haben, wenn sich auch ihr Muskelanteil unterschied. Je höher der Muskelanteil, desto größer der Grundumsatz. Je höher der Fettanteil, desto niedriger der Grundumsatz. Alle Zellen unseres Körpers arbeiten auch in Ruhe, allein schon deshalb, um am Leben zu bleiben. Muskelzellen verbrauchen aber auch dann, wenn sie keine Muskelarbeit leisten, viel mehr als Fettzellen. Fazit: Der Muskulöse nimmt sozusagen im Schlaf ab, der Fette bleibt auch im Schlaf dick! Daraus folgt: Wir müssen nur Fettmasse in Muskelmasse umwandeln und schon fällt die Gewichtsabnahme viel leichter. So „einfach" ist das!

Den Haken haben Sie sicherlich schon längst erkannt. Um dahin zu kommen, dass Sie so viel Muskeln haben, dass diese das Gewicht quasi von alleine weiter reduzieren oder zumindest stabil halten, müssen Sie erst einmal eine ganze Menge tun. Muskeln kommen ja nicht von allein. Und gefährliche Anabolika wollen wir ja schließlich nicht einnehmen.

Richtiges Training: Das beste Medikament der Welt

Sport ist gesund, sagen die einen. Sport ist Mord, meinen die anderen. Wer hat Recht? Im Prinzip beide. Es kommt eben nicht nur darauf an, sich einfach irgendwie sportlich zu betätigen, sondern Sie müssen schon ein definiertes Ziel haben und eine gezielte Strategie, mit der Sie dieses Ziel erreichen können. Überforderungen beim Sport können ernsthafte Schäden, im Extremfall sogar Todesfälle nach sich ziehen, eine adäquate sportliche Betätigung verbessert jedoch nicht nur die Lebenserwartung, sondern vor allem auch die Lebensqualität.

Was wären Sie bereit, für ein Medikament auszugeben, welches

- das Gesamtcholesterin senkt
- das schlechte LDL senkt
- das gute HDL anhebt
- die Triglyceride senkt
- den Blutdruck reduziert
- das Gewicht reduziert
- antidepressiv wirkt
- das vegetative Nervensystem ausgleicht
- Stressfolgen abbaut
- die körperliche Leistungsfähigkeit steigert
- vor Krebs schützt
- und dazu noch das Sexualleben verbessert?

Wenn eine Pharmafirma ein solches Medikament patentieren lassen und auf den Markt werfen würde, so würde es mit Sicherheit zu einem enormen Anstieg des Aktienkurses kommen, die Patienten würden die Apotheken leer kaufen und das Arzneimittel würde zum Medikament des Jahrhunderts avancieren. Ein solches „Medikament" gibt es aber schon. Es ist der Sport, für den alle oben aufgeführten Wirkungen zweifelsfrei nachgewiesen sind. Dieses „Medikament" ist nicht patentiert, Sie können es nicht kaufen, da es praktisch kostenlos ist, Sie müssen sich „nur" die Mühe machen, damit zu beginnen.

Wenn Sie anfangen, so begehen Sie bitte nicht den typischen Anfängerfehler, der da heißt: Zu schnell und zu viel. Beispiele:

- Wenn Menschen anfangen, ihre Muskeln zu trainieren und vielleicht in ein Sportstudio gehen oder sich selber Trainingsgeräte kaufen, dann will man doch auch „richtig in die Vollen gehen". Gelobt sei, was hart macht! Doch die Zeiten eines Turnvaters Jahn sind vorbei. Muskelkater ist kein Ausdruck von Trainingsfleiß, sondern das Ergebnis falscher Trainingssteuerung. Gerade Anfänger handeln sich bereits in der ersten Trainingsstunde einen enormen Muskelkater ein, der nicht nur demotiviert, sondern die Muskeln schädigt und nicht verbessert. Weniger ist mehr! Gerade am Anfang. Richtig trainiert haben Sie dann, wenn Sie nach einer Trainingsstunde sagen: „Gut, das war etwas anstrengend. Aber wenn es sein müsste, könnte ich das gesamte Programm nochmals absolvieren." Wenn Sie vollkommen erledigt sind, war es mit Sicherheit zu intensiv und eben trainingstaktisch völlig falsch.
- Beim Ausdauersport ist es ähnlich. An der Kölner Sporthochschule wurde vor einigen Jahren im Rahmen einer Diplomarbeit ein interessantes Experiment durchgeführt: Sportstudenten gingen in den Kölner Stadtwald und pieksten vorbeilaufende Jogger ins Ohrläppchen, um den Blutstropfen auf Milchsäure zu untersuchen (die Jogger wurden vorher schon um ihr Einverständnis gefragt). Am Gehalt der Milchsäure kann man erkennen, ob der Sportler gerade in seinem Ausdauerbereich trainiert oder viel zu schnell läuft und eben übersäuert, was auf den Milchsäureanstieg zurückzuführen ist. Die Muskelzellen gewinnen ihre Energie dann nicht mehr durch eine Sauerstoffverbrennung, was sehr ökonomisch ist, sondern durch eine wenig effiziente und eben übersäuernde Gärung. Ergebnis: Fast alle Jogger waren übersäuert, sie sind viel zu schnell gelaufen!

Muskel- und Ausdauertraining: Keine Angst vor der „Muckibude"

Das Vorurteil, dass Fitnessstudios nur von muskelbepackten, anabolikaschluckenden und eiweißkonzentratessenden Bodybuildern aufgesucht werden, sollte endgültig ad acta gelegt werden. Natürlich gibt es immer noch Besucher, die hauptsächlich zum Antrainieren von mehr oder weniger unansehnlichen Muskelpaketen kommen. Die Mehrzahl der Mitglieder sind aber ganz normale Menschen zwischen 18 und 80 Jahren, die ihre Rückenmuskulatur stärken wollen, weil sie Probleme mit der Wirbelsäule haben, die vorbeugend etwas gegen Knochenschwund tun wollen, die Fett an den richtigen Stellen ab- und Muskeln an den richtigen Stellen aufbauen wollen oder die einfach nur trainieren, weil sie Ausdauer und Kraft, physische und mentale Leistungsfähigkeit erhalten oder verbessern wollen.

Ich gestehe, dass ich früher Fitnessstudios abgelehnt habe. Warum sollte ich viel Geld für etwas ausgeben, was ich doch auch kostenlos haben kann? Wer hält mich davon ab, allein oder mit einer Laufgruppe im Wald zu laufen und zu Hause Gymnastikübungen zu absolvieren? Natürlich niemand, außer vielleicht der „innere Schweinehund". Wenn Sie ein regelmäßiges Training absolvieren und auch noch so versiert sind, dass Sie es selbst gut steuern können, wunderbar.

Ein Fitnessstudio weist aber einige nicht zu unterschätzende Vorteile auf:

- Sie können sowohl ein Muskeltraining als auch ein Ausdauertraining durchführen.
- Sie können bei Fragen oder Problemen jederzeit auf geschultes Personal zurückgreifen.
- Sie müssen Geld dafür bezahlen.

Sie werden vielleicht erstaunt sein, dass ich den letzten Punkt als vorteilhaft ansehe. Bei genauerem Hinsehen ist er das aber. Der Deutsche handelt oft nach der Devise: „Dem Wirt wird nichts geschenkt." Oder „Was auf den Teller kommt, wird auch gegessen." Für das, was man bezahlt hat, möchte man auch eine Leistung haben. Wer privat walkt, joggt, schwimmt oder Rad fährt, erleidet keinen Nachteil, wenn er dies mal nicht tut. Wenn ich Mitglied in einem Fitnessstudio bin und mir vornehme, dreimal in der Woche zu trainieren, erleide ich auch keinen Nachteil, wenn ich mal einen Termin ausfallen lasse. Aber da ich ja einen festen Monatsbeitrag bezahle, empfinde ich es als finanziellen Verlust, wenn ich die bezahlte Leistung nicht in Anspruch nehme. Also gehe ich hin. Dazu kommt noch unsere Einstellung: „Was nichts kostet, ist auch nichts wert. Was viel kostet, muss gut sein." Wir können über unser Verhalten und unsere Einstellungen viel diskutieren und vielleicht halten wir diese ja auch gar nicht für gut. Wenn wir damit aber unseren inneren Schweinehund überlisten können und damit erreichen, eine regelmäßige Bewegungstherapie durchzuführen, dann ist das nur zu begrüßen, oder?

Suchen Sie sich bitte Ihr Studio nicht nur nach dem Preis-Leistungs-Verhältnis, sondern vor allem nach der Fachbetreuung aus. Fragen Sie nach den Qualifikationen der Betreiber bzw. der Trainer. Es gibt Leute, die ohne jegliches medizinisches und sportphysiologisches Fachwissen drauflos trainieren lassen, und es gibt Studios mit hervorragend ausgebildetem Personal. Achten Sie auch darauf, ob Sie nach Ihren Vorerfahrungen, nach Ihren Erkrankungen und nach Ihren Zielen gefragt werden. Aus dem Einführungsgespräch und der Art der Anleitung für die Geräte können Sie auch als Laie eigentlich schnell erkennen, ob hier kompetente Sportlehrer oder reine Abzocker am Werke sind. Für Sie als Diabetiker gilt natürlich besonders: Fragt der Trainer Sie nach Ihren Medikamenten, nach Unterzuckerungen in der Vergangenheit und ob Sie Zucker für den Notfall dabei haben oder im Trainingsraum Zucker rasch erreichbar ist.

Training: Wie oft, wie lang, wie intensiv?

Zum Muskeltraining möchte ich hier nicht viel schreiben, da es den Platz sprengen würde, und dies erfahrene Sporttherapeuten an den Geräten viel besser erklären können. Nur so viel: Kaufen Sie sich keine Eiweißpräparate für einen besseren Muskelaufbau. Wenn solche Mittelchen etwas aufbauen, dann den Profit des Herstellers und die Einnahmen des Vertreibers. Im Trainingsbereich des Breiten- oder Gesundheitssportlers (wenn überhaupt) führen Eiweißzulagen zu keinem zusätzlichen Muskelwachstum, belasten aber den Stoffwechsel (Übersäuerung!) und vor allem die Nieren.

Für den Diabetiker ist ein Muskeltraining auch wichtig (denken Sie an die Muskeln, die Sie im Schlaf abnehmen lassen). Noch wichtiger ist aber das Ausdauertraining, weil es Kohlenhydrate verbrennt und – wenn Sie im richtigen Bereich trainieren – vor allem Fette dahinschmelzen lässt.

Ausdauertraining ist der beste „Fatburner" (Fettverbrenner).

Um Fette optimal zu verbrennen, müssen Sie drei Bedingungen erfüllen:

1. Sie müssen oft genug trainieren. Einmal im Monat oder in der Woche ist sicher zu wenig. Zwei- bis dreimal in der Woche sollten Sie mindestens trainieren. Besser wären drei- bis viermal. Am besten wäre täglich und wenn Sie nur eine halbe Stunde stramm spazieren gehen.
2. Sie müssen lange genug trainieren. Die Fettverbrennung setzt richtig erst nach etwa 20 Minuten ein. Vorher wird auch schon ein bisschen verbrannt. Aber merken Sie sich etwas vereinfachend: Jede Ausdauerbewegung über 20 Minuten verbrennt meine Fette. Wenn ich 30 Minuten trainiere, habe ich 10 Minuten lang Fette abgebaut, wenn ich mich aber 60

Minuten gleichmäßig belaste, dann bewege ich mich 40 Minuten lang im Fettverbrennungsbereich. Das bedeutet, dass Sie auch die richtigen Sportarten wählen müssen. Der nachfolgende Kasten zeigt an, welche Sportarten dies sind und mit welchem Energieverbrauch Sie zu rechnen haben. Wenn Sie das abgebaute Fett errechnen wollen, so denken Sie bitte daran, dass 1 kg Fett die Energie von 9000 Kalorien speichert. Wichtig: So genannte Intervallsportarten, bei denen Sie sich also kurze Zeit stark belasten, dann wieder gar nicht, zählen nicht. Dazu gehören: Tischtennis, Tennis, Fußball, Squash, Kegeln, Hausarbeit (!). Ich höre immer wieder von Patienten, denen ich sage, sie mögen sich doch bitte ausdauernd bewegen: „Das mache ich schon. Sie glauben gar nicht, wie viel ich Betrieb/Haushalt/Garten körperlich arbeite.“ Das mag ja sein. Aber das ist alles keine Bewegung im Ausdauerbereich (wenn Sie nicht gerade eine halbe Stunde lang den Garten umgraben mit einer konstanten Pulszahl von – sagen wir – 120–140 pro Minute.

3. Sie müssen mit der richtigen Intensität trainieren. Wenn Sie eine gute körperliche Leistungsfähigkeit haben, dann müssen Sie sich schon ein bisschen anstrengen, um in den richtigen Bereich zu gelangen. Als Anfänger oder schlecht Trainierter reichen oft schon ganz geringe Belastungen aus. Wenn Sie zu wenig intensiv trainieren, dann kommen Sie gar nicht in den Bereich der Fettverbrennung. Trainieren Sie zu intensiv (siehe Jogger im Kölner Stadtwald), sind Sie schon wieder aus dem Fettverbrennungsbereich heraus und bauen Kohlenhydrate sehr ungünstig zu Milchsäure ab. Wenn ein Marathonläufer stramm walkt, ist er unterfordert und verbrennt keine Fette. Wenn ein untrainierter 70-Jähriger stramm walkt, ist er möglicherweise überfordert und verbrennt auch keine Fette. Sie müssen also den für Sie optimalen Trainingsbereich ermitteln.

Wie können wir diesen Bereich herausfinden? Am besten ist es natürlich, wenn ein sportmedizinisch erfahrener Arzt bei Ihnen ein Belastungs-EKG durchführt (das sollte bei Diabetikern ohnehin regelmäßig der Fall sein, siehe Kap. Rationale Diagnostik). Von der Maximalleistung sollte er dann 50 bis 60% (bei Trainierten auch bis 75%) nehmen. Das wäre der Trainingsbereich. Nun schauen Sie, welche Pulszahlen dabei vorlagen, das ist der Herzfrequenzbereich für die Trainingssteuerung. Ein Beispiel: Sie leisten im Belastungs-EKG 150 Watt. Ihr Trainingsbereich läge also bei 75 bis 90 Watt. Angenommen, Sie hatten bei 75 Watt eine Herzfrequenz von 110 und bei 90 Watt von

130 pro Minute, dann läge Ihr optimaler Trainingsbereich bei 110 bis 130 Schlägen pro Minute.

Eine einfachere Methode ist die Abschätzung anhand des Alters. Rechnen Sie 220 weniger Ihr Lebensalter, davon nehmen Sie $^2/_3$ bis $^3/_4$. Beispiel: Wenn Sie 40 Jahre alt sind, so rechnen Sie 220–40 = 180. Davon $^2/_3$ sind 120. $^3/_4$ sind 135. Also wäre Ihr Trainingsbereich zwischen 120 und 135. Achtung: Diese Formel gilt nicht für sehr gut oder sehr schlecht Trainierte oder für Patienten mit Medikamenten, die die Herzfrequenz beeinflussen (z.B. Beta-Blocker).

Eine noch einfachere, wenn auch ungenauere Formel: Laufen ohne zu schnaufen! Wenn Sie sich körperlich so belasten, dass Sie leicht bis mäßig angestrengt sind, sich dabei nötigenfalls aber noch mit Ihrem Nachbar unterhalten könnten, ohne völlig außer Puste zu geraten, dann können Sie mit der Belastung nicht so falsch liegen.

Bedenken Sie bitte: Von einer Trainingsstunde nehmen Sie noch nicht messbar ab, sinkt Ihr Blutzucker noch nicht langfristig und wird Ihre Leistungsfähigkeit noch nicht besser. Erst das wiederholte Training macht's. Sie werden einige Wochen brauchen, bis Sie erste Fortschritte spüren. Dieselbe Strecke können Sie schon viel leichter oder schneller bewältigen. Nach einigen Monaten werden Sie erkennen, dass das Gewicht langsam, aber sicher runtergeht und dass die Blutzuckerwerte signifikant besser werden. Und vielleicht das Wichtigste: Es wird anfangen, Spaß zu machen! Wenn Sie einmal Ihre gewohnte Trainingseinheit ausfallen lassen müssen, weil es wirklich mal nicht geht, dann werden Sie merken, dass Ihnen etwas fehlt. Dann liegen Sie genau richtig. Bis dahin braucht es aber schon etwa drei Monate.

Einige Tipps, um bis dahin am Ball zu bleiben:

- Freunde: Verabreden Sie sich mit Freunden zum Walking, Joggen, Radfahren etc. Treten Sie einem Verein bei. Wenden Sie Tricks an, die es Ihnen schwerer machen, den geplanten Sporttermin nicht wahrzunehmen.
- Herzfrequenzmesser: Viele Menschen sind von Zahlen fasziniert. Wenn sie auf ihrem Herzfrequenzmesser ablesen können, dass sie 50 Minuten mit einer durchschnittlichen Herzfrequenz von 130 pro Minute gejoggt sind, so kann das für sie einen Anreiz darstellen, das nächste Mal 60 Minuten zu schaffen. Wenn das hilft, dass sie regelmäßig Sport treiben, warum nicht? Einen großen Vorteil haben solche Herzfrequenzmesser: Man kann die angestrebten Herzfrequenzen ganz einfach einprogrammieren. Die Uhr zeigt dann an, wenn Sie sich außerhalb des optimalen Trainings-

bereiches befinden. Es gibt preiswerte Pulsuhren bereits unter 20 Euro, nach oben sind keine Grenzen gesetzt, je nachdem, welchen technischen Schnickschnack Sie bevorzugen. Drei Dinge sollte der Herzfrequenzmesser aber mindestens besitzen: Anzeige der aktuellen Herzfrequenz, Stoppuhrfunktion und Eingabemöglichkeit einer oberen Herzfrequenz, deren Überschreiten angezeigt wird.

- Dokumentation: Vielen hilft es auch weiter, wenn Sie Ihre Trainingsdaten in ein Heft oder eine Computerdatei eintragen. Dies stellt eine eigene Erfolgskontrolle dar. Sie können schwarz auf weiß nachlesen, wie oft Sie, wie lange Sie und vielleicht sogar mit welcher Durchschnittspulszahl (wenn der Herzfrequenzmesser diese Funktion auch hat) Sie trainiert haben. So können Sie überprüfen, ob Sie Ihre Ziele (dreimal Sport pro Woche oder mindestens 10 Stunden Ausdauertraining im Monat) eingehalten haben und ob Sie sich vielleicht im Laufe der Zeit steigern können.

Sie müssen diese Tipps auch nicht anwenden. Hauptsache Sie schaffen es, das Sportpensum zu absolvieren, das Sie sich vorgekommen haben. Eventuell haben Sie auch noch ganz andere Tricks auf Lager – egal wie, Hauptsache ist, Sie tun etwas. Ihr Blutzucker, Ihr Gewicht, Ihre Fettwerte, Ihre Nieren, Ihre Gefäße werden es Ihnen langfristig danken.

Es genügt nicht zu wissen, man muss es auch wollen. Es genügt nicht zu wollen, man muss es auch tun. (Goethe)

Kalorienverbrauch pro Stunde bei Ausdauersportarten

Gehen 4,8 km/h	290 kcal
Radfahren 24 km/h	520 kcal
Laufen 12 km/h	750 kcal
Schwimmen 5 Min./km	350 kcal
Skilanglauf 9 km/h	630 kcal
Rudern 6 km/h	700 kcal

Heilfasten: Fasten ist nicht Hungern

Es gibt kein Verfahren, mit dem ein Mensch in so kurzer Zeit so viel Gewicht verlieren kann wie mit dem Heilfasten. Realistisch sind täglich durchschnittlich ca. 350 g bei Frauen und 450 g bei Männern. Dabei handelt es sich natürlich nicht nur um Fett, sondern – besonders an den ersten Tagen – auch um Wasserverluste, die Verbrennung von Stärkevorräten aus der Leber sowie einen (durchaus erwünschten) Eiweißabbau. Nach einigen Tagen wird der Energiestoffwechsel hauptsächlich aus der Verbrennung von Fetten gespeist (ca. 85% der Energie). Mit dem Fettabbau geht eine deutliche Reduktion der Insulinresistenz einher – die Zellen werden wieder insulinsensitiver. Selbst gebildetes oder von außen zugeführtes Insulin wirkt wieder viel besser.

Bezüglich der Einzelheiten der Durchführung möchte ich auf die entsprechende Literatur verweisen. An dieser Stelle möchte ich nur einige, für Sie als Diabetiker wichtige Anmerkungen anführen.

Das erste Mal sollten Sie immer unter Anleitung eines erfahrenen Fastenleiters oder Fastenarztes fasten. Der Gesunde kann allein zu Hause fasten, der Kranke sollte immer unter ärztlicher Anleitung fasten. Wenn Sie also „nur" diätetisch eingestellt sind, können Sie zu Hause fasten. Wenn Sie Medikamente (gegen Blutdruck oder gegen Blutzucker) einnehmen, dann müssen diese Medikamente unter fastenärztlicher Leitung reduziert oder sogar abgesetzt werden. Wenn Sie Insulin spritzen, sollten Sie nur in einer Klinik fasten, die mit dem Heilfasten bei Insulinpatienten erfahren ist. Hier ist dann eine sehr engmaschige Kontrolle nicht nur von Blutzucker, sondern auch des Acetons erforderlich, ggf. einschließlich Blutgasanalysen zur Beurteilung des Säure-Basen-Status.

Heilfasten wirkt stark blutdruck- und blutzuckersenkend. Entsprechende Medikamente sind (nach ärztlicher Anweisung) zu reduzieren oder abzusetzen. Es drohen Kollaps durch Blutdruckabfall und Unterzuckerung!

Heilfasten ist der Königsweg zur raschen Reduktion der Insulinresistenz. Trotzdem gilt es einige Gegenanzeigen zu bedenken, bei deren Vorliegen Sie nicht fasten dürfen:

- Schwere Erkrankungen wie z.B. Tuberkulose
- Krebs (erst 6 Monate nach Operation, Chemotherapie oder Bestrahlung bei fehlendem Nachweis eines Rezidives)

- Zustand nach schweren Operationen oder anderen Erkrankungen (Sie sollten wieder „auf dem Damm sein“)
- Antikoagulation (z.B. Behandlung mit Marcumar®)
- Psychosen oder schwere Depressionen (leichte bis mäßige Depressionen nur unter guter Kontrolle)
- Essstörungen (Bulimie, Anorexie, Binge-eating – hier sollten andere Therapien vorrangig sein)
- Unbehandelte Überfunktion der Schilddrüse
- Leberzirrhose (die Fettleber reagiert ausgezeichnet auf Heilfasten)
- Kardiomyopathie oder Myokarditis
- Akutes Magen-Darm-Geschwür
- Schwangerschaft und Stillzeit
- Kinder vor Abschluss der Wachstumsreife
- Mangelnde Einsicht in notwendige Maßnahmen während des Heilfastens (intellektuell, zerebral oder charakterlich bedingt).

Der Fastende kann in den ersten Tagen noch Schwierigkeiten mit der Umstellung haben. Frieren, Kopfschmerzen, Schlafstörungen und natürlich Hunger können beispielsweise (müssen aber nicht) an den ersten Tagen noch auftreten. Dann hat sich der Körper daran gewöhnt, dass nichts mehr kommt. Er stellt seine Energiegewinnung von „außen“ nach „innen“ um. Das ist meistens um den dritten Tag herum der Fall. Die Umstellungsbeschwerden, wenn sie überhaupt da waren, verschwinden jetzt. Und das erstaunlichste Erlebnis für den im Fasten noch nicht Erfahrenen: Sie haben überhaupt keinen Hunger mehr! Wenn doch noch einmal Hunger auftritt, dann hat der Fastende fast immer einen Fehler begangen, beispielsweise nicht richtig abgeführt (auch während des Fastens ist dies weiter notwendig).

Fasten hat neben einem deutlichen Gewichtsverlust und einer verbesserten Blutdruck- sowie Blutzuckereinstellung noch weitere angenehme Nebenwirkungen: Cholesterin und Triglyceride sinken deutlich ab, die Leberwerte verbessern sich, die Leistungsfähigkeit und das allgemeine Wohlbefinden steigt – all dies ist nicht immer während des Fastens, wohl aber danach messbar oder erfahrbar.

Die Harnsäure kann beim Fasten deutlich ansteigen. Gichtgefahr! Nach einer Woche Fasten Kontrolle der Harnsäure, ggf. Einnahme harnsäuresenkender Medikamente.

Eine unangenehme Nebenwirkung des Fastens möchte ich Ihnen aber auch nicht vorenthalten. Es gibt mittlerweile viele „Crashdiäten" auf dem Markt, mit denen Sie in kurzer Zeit schnell abnehmen können („4 Kilo in 10 Tagen mit der Ananas-Diät!", „2 Kilo in 2 Tagen mit xyz-Punkte-Diät" oder „7 Kilo in 3 Wochen mit der Dr. Beutelschneider-Super-Diät"). Das Fatale: Diese Diäten funktionieren meistens wirklich. Danach nehmen Sie aber wieder zu – meist sogar noch mehr als vorher. Sie kennen das aus der Literatur als Jojo-Effekt und vielleicht ja sogar aus eigener leidvoller Erfahrung. Dann wird die nächste Diät ausprobiert, mit der das Gleiche passiert; dann wieder eine. Das Ergebnis für Ihr Gewicht: Eine Sägezahnkurve mit schnellem Abfall und langsamen Anstieg – in der Tendenz aber stärker nach oben weisend als wenn Sie gar keine Diät gemacht hätten.

Crashdiäten machen dick. Finger weg davon!

Der Grund: Mit der deutlichen Verminderung der Energiezufuhr hat der Körper auf Sparflamme geschaltet. Wenn Sie wieder anfangen zu essen, sind Sie ein besserer „Futterverwerter" geworden, bei gleicher Nahrungszufuhr wie vorher verbrauchen Sie also weniger Energie und können daher wieder Fettpolster für die kommenden Notzeiten anlegen. Dieser Mechanismus ist biologisch sinnvoll und hat unsere Vorfahren vor dem Verhungern bewahrt. In unseren Zeiten des Überflusses an Nahrung behindert er uns in den Bemühungen abzunehmen.

Was für die Crashdiäten gilt, finden wir prinzipiell auch beim Heilfasten. Wenn Sie beim Fasten einige Kilos abgespeckt haben und danach wieder genauso essen wie vorher, dann haben Sie schnell wieder Ihr altes Gewicht – und als Zugabe noch einige Pfunde extra! Das Fasten bietet aber die Chance, in der Zeit des völligen Nahrungsverzichtes über das bisherige Essverhalten nachzudenken:

- In welchen Situationen habe ich viel gegessen?
- Warum habe ich besonders fette/süße/kalorienreiche Speisen bevorzugt?
- Wie bin ich mit Genussmitteln, z.B. Alkohol umgegangen?
- Wie viel Sport möchte ich in Zukunft treiben?
- Was möchte ich in meinem Leben nach dem Fasten noch ändern?

Ob Sie die während eines Heilfastens erzielte Gewichtsreduktion und damit verbundene Verminderung der Insulinresistenz nur kurzfristig halten oder aber nachhaltig ändern, hängt von Ihrer Einstellung und Ihrer Konsequenz nach dem Fasten ab. Dem Effekt der Sparflamme können Sie nur entgehen, wenn Sie der Sparflamme nicht Nahrung geben (im wahrsten Sinne des Wortes) oder die Flamme etwas höher stellen. Und das schaffen Sie nur, indem Sie den Energieverbrauch steigern, sich also mehr bewegen. Die Kalorien, die Sie bei einem halbstündigen Walking verbraucht haben, kann auch der ökonomischste Sparmechanismus nicht einsparen – diese Kalorien sind schon mal weg.

Ein gewisser Gewichtsanstieg direkt nach dem Fasten von ein bis drei Kilo ist normal (vermehrte Wassereinlagerung). Steuert das Gewicht trotz aller Bemühungen wieder der alten Marke entgegen, dann ist neues Fasten angesagt. Manche Fastenden haben sich so in einer Sägezahnkurve von einem exzessiven Übergewicht langsam aber sicher nach unten gehangelt: 7 Kilo runter, in den nächsten 6 Monaten 3 rauf, wieder 6 Kilo runter, im nächsten Jahr 4 Kilo rauf, dann wieder 8 Kilo runter usw.

Trösten Sie sich: Sie müssen gar keine 20 Kilo abspecken, Sie müssen kein Idealgewicht erreichen, um der Insulinresistenz entgegenzutreten. Manchmal reichen nur 2–3 Kilo reiner Fettverlust aus, um einen Insulinpatienten wieder auf Tabletten umzustellen oder einen tablettenabhängigen Diabetiker wieder erfolgreich diätetisch einzustellen. Probieren Sie es aus, wenn nicht allein zu Hause, dann in einer entsprechenden Klinik!

Orthomolekulare Therapie: Heilung durch Nahrungsergänzungen?

Bei kaum einem Gebiet in der Medizin scheiden sich die Geister so sehr, wie in der Orthomolekularen Therapie. Orthomolekular heißt wörtlich übersetzt: richtige Moleküle, Orthomolekulare Therapie ist also die Behandlung mit den richtigen Substanzen, die man benötigt, um Gesundheit zu erhalten, zu erzielen oder Krankheit zu lindern. Unter den richtigen Substanzen werden dabei nur solche verstanden, die auch natürlicherweise im Körper vorkommen, also hauptsächlich

- Vitamine (z.B. Vitamin C)
- vitaminähnliche Stoffe (z.B. Coenzym Q10)
- Mineralstoffe (z.B. Magnesium)
- Spurenelemente (z.B. Zink)
- Fettsäuren (z.B. Omega-3-Fettsäuren).

Die einen behaupten nun: „Mit einer ausgewogenen Ernährung führen wir alle Nährstoffe zu, die wir benötigen. Wir brauchen daher gar keine Nahrungsergänzungen." Die anderen sagen: „Die Nahrung enthält nicht mehr alle Nährstoffe, die wir brauchen. Nur mit bestimmten (von mir vertriebenen) Nährstoffen kannst du dich vor Krebs, Herzinfarkt, Diabetes etc. schützen."

Tatsachen sind aber:

- Auf dem Nährstoffmarkt wird viel Geld verdient. Alle vollmundigen Angebote sollten Sie daher sehr kritisch beurteilen. Je größer das Heilsversprechen ist, desto mehr müssen Sie meist für die Präparate bezahlen.
- Durch Überdüngung und sauren Regen sind unsere Lebensmittel heute nicht mehr so nährstoffreich wie vor einigen Generationen.
- Die Ernährungsempfehlungen gelten für normalgewichtige, gesunde Erwachsene, die keinen besonderen körperlichen oder seelischen Belastungen ausgesetzt sind – also eigentlich für niemand.
- Diabetiker sind trotz einer Überernährung oft fehlernährt. Obwohl sie mehr als genügend Kalorien, Eiweiß und vor allem Fett verzehren, mangelt es oft an den gerade für Diabetiker wichtigen Nährstoffen. Die Zufuhr lebensnotwendiger Substanzen ist also verringert.
- Diabetiker verbrauchen in ihrem Stoffwechsel mehr Nährstoffe als Gesunde. Gleichzeitig scheiden sie bestimmte Nährstoffe vermehrt über die Niere aus. Verbrauch und Verluste von Nährstoffen sind also höher.

Eine Nahrungsergänzung macht also bei einem Diabetiker durchaus Sinn, wenn

- die richtigen Nährstoffe enthalten sind,
- dabei auch eine vernünftige Dosis gewählt wird,
- und das Preis-Leistungs-Verhältnis auch noch stimmt.

Zwei Dinge sollten Sie bei der Orthomolekularen Therapie allerdings noch beachten. Wenn Sie im Zweifel sind, ob und welche Nährstoffe die Richtigen für Sie sind, dann ist der Arzt meist nicht der richtige Ansprechpartner. Dies mag Sie überraschen. Ich spreche aber aus Erfahrung. Im Medizinstudium lernen angehende Ärzte kaum etwas über Vitamine, Spurenelemente und andere Nährstoffe. Wir lernen zwar, dass Kaliummangel bei Gabe bestimmter Herzmedikamente zu tödlichem Kammerflimmern führen kann, wir müssen für die Prüfung auch sämtliche Symptome von Beri-Beri, einer in der Dritten Welt häufigen Vitamin B-Mangel-Krankheit lernen.

Die wenigsten Ärzte sehen in Mitteleuropa aber jemals eine einzige durch massiven Vitamin-B1-Mangel hervorgerufene Beri-Beri-Krankheit. Über latente Mangelzustände wichtiger Nährstoffe, die aber fast die Regel sind, erfahren Mediziner jedoch praktisch nichts. In den Universitäten und schulmedizinischen Kliniken und Praxen lächeln die Halbgötter in Weiß meist milde und wissend, wenn Patienten sie nach der Zufuhr von Nahrungsergänzungspräparaten fragen: „Ja, ja, Sie können das schon einnehmen, es wird schon nicht schaden."

Ob es überhaupt etwas nützt, was Sie in welchen Dosen bei welchen Krankheiten einnehmen sollten, darüber werden Sie bei einem konventionell arbeitenden Arzt selten kompetente Auskunft erhalten. Naturheilkundlich tätige Ärzte sind Ernährungs- und Nährstofffragen gegenüber meist aufgeschlossener. Die beste Gewähr haben Sie, wenn der Arzt Kurse in Orthomolekularer Medizin absolviert hat und nicht nur bei Diabetes, sondern auch bei vielen anderen Erkrankungen zumindest ergänzend zu anderen Methoden auch Nährstoffe häufig einsetzt.

Etwas kritisch sollten Sie hingegen sein, wenn der Arzt Ihnen Nährstoffpräparate selbst (oder über den Vertrieb seiner Ehefrau) verkaufen will. Diese Präparate müssen nicht schlecht sein, sie sind aber nicht selten überteuert. Lassen Sie sich Preise und Inhaltslisten mitgeben und fragen Sie den Apotheker nach ähnlichen Präparaten und deren Preise.

Doch nun zu den einzelnen Nährstoffen. Wir müssen uns – wie bei jeder Therapie – fragen, was wir eigentlich mit einem Medikament erreichen wollen. Beim Diabetes heißt dies: Will ich mit dem Nährstoff meinen Blutzucker verbessern oder will ich damit Spätschäden in Grenzen halten? Mittel, die das erste Ziel erfüllen, sind für den Typ-2-Diabetiker sinnvoll, nicht für den Typ-1-Diabetiker. Von den Substanzen, die Spätkomplikationen minimieren, profitieren jedoch beide Gruppen.

Nährstoffe und ihre Wirkungen

Nährstoffe, die die Zuckereinstellung verbessern können	*Nährstoffe, die vor Spätschäden schützen können*
Zink	Vitamin E
Chrom	Vitamin C
Magnesium	B-Vitamine
Vitamin D	

Die richtigen Nährstoffe: Runter mit dem Zucker

Zunächst lernen Sie die Nährstoffe kennen, die in der Lage sind, den Blutzucker zu senken, die Glukosetoleranz zu verbessern und so den HbA1c-Spiegel langfristig zu senken.

Zink: Der Insulinspeicher

Diabetiker haben höhere Zinkverluste über die Niere. Nicht selten sind daher die Wundheilung und die Abwehrkraft bei Diabetikern schlechter. Zink ist Bestandteil der Speicherform des Insulins in der Bauchspeicheldrüse. Ein Zinkmangel führt daher zu niedrigeren Insulinspiegeln in der Bauchspeicheldrüse und fördert die Entwicklung oder die Ausprägung des Diabetes.

Dosierungsempfehlung: 20–50 mg
Präparatempfehlung: Cefazink 10 oder 20 Tabl., Zinkorot 25 Tabl.

Chrom: Erhöhung der Glukosetoleranz

Chrom ist Bestandteil des so genannten Glukosetoleranz-Faktors. Dieser Faktor, dessen Struktur und Wirkungsweise noch nicht ganz aufgeklärt ist, verbessert die Insulinwirkung und die Blutzuckereinstellung. Studien haben ergeben, dass bei Zufuhr von Chrom der HbA1c-Wert, also die langfristige Blutzuckereinstellung, signifikant gebessert wird.

Dosierungsempfehlung: 50–200 µg.
Präparatempfehlung: Kombinationspräparat Orthoexpert nutri-metabol (u.a. 30 µg Chrom pro Kapsel).

Magnesium: Das Anti-Stress-Mineral

Als Anti-Stress-Mineral ist es bekannt geworden. Aber Magnesium kann weit mehr. Viele Enzyme des Zuckerstoffwechsels funktionieren nur dann gut, wenn genügend Magnesium vorhanden ist. Durch die Gabe von Magnesium kann die Insulinsensitivität verbessert werden, das vorhandene Insulin bewirkt also einen besseren Zuckereinstrom in die Zellen. Fatal ist, dass es bei hohen Blutzuckerwerten zu einer vermehrten Magnesiumausscheidung über die Niere kommt. Gerade der Diabetiker, der Magnesium für seinen Stoffwechsel am dringendsten benötigt, verliert es also auch noch vermehrt – ein Teufelskreis, den Sie durch Einnahme von Magnesium durchbrechen können.

Von einer „Nebenwirkung" des Magnesium können Diabetiker auch noch profitieren: Magnesium reduziert ganz milde den Blutdruck – und eine gute Blutdruckeinstellung ist für die Prognose des Diabetikers ja fast noch wichtiger als die Blutzuckereinstellung.

Dosierungsempfehlung: 120–300 mg (in Einzelfällen auch mehr).
Präparatempfehlung: Magnesium Verla Konzentrat (122 mg), Magnesium Diasporal Granulat (300 mg), Magnesium-Plus-Hevert Kapseln (84 mg + 200 I.E. Vitamin E).

Steigern Sie die Magnesiumdosis langsam, bis der Stuhl etwas dünner wird. Dann gehen Sie eine Dosisstufe zurück, bis der Stuhl wieder normal wird.

Vitamin D: Verbesserte Glukosetoleranz

Studien haben ergeben, dass Diabetes Typ 1 um 80% weniger auftritt, wenn eine gute Versorgung mit Vitamin D besteht (ist der Typ-1-Diabetes aber erstmal aufgetreten, kann er durch Vitamin D nicht wieder geheilt werden). Bei Typ-2-Diabetikern wird durch Vitamin D die Glukosetoleranz verbessert. Nicht selten haben Diabetiker auch eine Osteoporose durch erhöhte Kalziumverluste über die Niere. Hier wirkt Vitamin D natürlich auch (zusammen mit Kalzium) schützend.

Dosierungsempfehlung: 500 bis 1000 I.E.
Präparatempfehlung: Vigantol Oel (rezeptpflichtig), Vitamin D3-Hevert Tabl. (rezeptfrei).

Spätschäden: Reduzieren Sie das Risiko

Am Zucker stirbt der Diabetiker heute praktisch nicht mehr. Er stirbt an den Spätschäden. Vorher leidet er aber möglicherweise noch darunter. Diese Spätschäden (z.B. Herzinfarkt, Schlaganfall, Polyneuropathie) gilt es zu vermeiden. Denn wenn sie es erst einmal aufgetreten sind, dann ist das Kind bereits in den Brunnen gefallen. Mit den richtigen Nährstoffen können Sie das Risiko nicht völlig ausschalten, aber wenigstens verringern.

Vitamin E: Schutz vor Ranzigwerden

Bei einer Hyperglykämie (erhöhte Blutzuckerwerte) entstehen vermehrt freie Radikale. Dabei handelt es sich um hochreaktive Moleküle, die u.a. das Cholesterin oxidieren, also ranzig werden lassen. Oxidiertes Cholesterin lagert sich leichter an die Gefäßwände ab und führt so zur Arteriosklerose mit der Gefahr von Herzinfarkten und Schlaganfällen. Während „nur" jeder zweite Deutsche an diesen beiden Folgezuständen von Gefäßverkalkungen stirbt, sterben drei von vier Diabetikern daran. Vitamin E kann das Risiko mindern. Diabetiker habe nachweislich niedrigere Vitamin-E-Spiegel.

Dosierungsempfehlung: 400 bis 800 I.E., am besten natürliches Vitamin E (RRR-α-Tocopherol).
Präparatempfehlung: Togasan Vitamin E 400 oder 600 Kapsel, Mowivit Vitamin E 600 oder 1000 Kapsel.

Vitamin C: Schutz vor Ranzigwerden

Während Vitamin E fettlösliche Substanzen vor Oxidation, also dem Ranzigwerden, schützt, tut Vitamin C dies bei wasserlöslichen Substanzen. Beide Vitamine ergänzen sich also sehr sinnvoll, zumal sie sich in gewissem Maße gegenseitig regenerieren können. Es konnte auch gezeigt werden, dass Vitamin C die Fettwerte bei Diabetikern verbessern kann und so das hohe Risiko für arteriosklerotische Erkrankungen weiter senken kann.

Geheimtipp:
Wenn Sie reines Vitamin C wegen der Säure nicht vertragen, dann neutralisieren Sie es doch einfach: 100 g Vitamin C + 48 g Natron (50 g weniger $^1/_2$ TL) ergeben eine neutrale Natriumascorbat-Lösung. So haben Sie Ihr eigenes preiswertes, gepuffertes Vitamin C hergestellt. Wichtig: Das gemischte Pulver trocken lagern. 1 TL davon enthält etwa 2–3 g Vitamin C. Wenn Sie es mit Wasser anrühren, schäumt es stark. Die Lösung ist praktisch geschmacklos. Mit etwas Fruchtsaft (oder mit einem kleinen bisschen mehr Vitamin C schmeckt es besser).

Dosierungsempfehlung: 3x1 g.
Präparatempfehlung: Ascorbinsäure aus der Apotheke in der 100-g-Dose, davon 3 x $^1/_4$ TL in Wasser oder Fruchtsaft, bei Magenbeschwerden hierunter besser Cetebe-Kapseln, die sich erst im Dünndarm auflösen, natürliches Vita-

min C (z.B. Acerola-Taler) ist wohl ein klein wenig besser bioverfügbar, kostet aber ein Mehrfaches der Ascorbinsäure.
Eine hohe Dosis von Vitamin C kann manche Blutzuckerteste stören (bitte schauen Sie auf die Gebrauchsanleitung des verwendeten Tests)!

B-Vitamine: Nervenschutz und Homocysteinsenkung

Vitamin B1 und Vitamin B6 sind wichtige Nervenvitamine, die vor Polyneuropathie schützen – eine häufige und gefürchtete Krankheit bei Diabetikern. Folsäure, Vitamin B6 und Vitamin B12 senken Homocystein (→ Neue Risikofaktoren, Homocystein).
Dosierungsempfehlung: Polyneuropathie B1 100 mg, B6 50 mg.
Homocysteinsenkung: Folsäure 1 mg, B6 10 mg, B12 300 µg.
Präparatempfehlung: Vorbeugung und Behandlung der Polyneuropathie mit B-Komplex forte-Hevert Tabl. (100 mg B1, 50 mg B6, 500 µg B12).
Homocysteinämie: zusätzlich Folsäure Hevert (5 mg) Tabl. oder Orthoexpert nutri-cor (1 mg Folsäure, 12,5 mg B6, 400 µg B12, zusätzlich noch Lutein, Q10, Magnesium).

Kombinationspräparate: Einfach und sinnvoll

Das Beste ist natürlich, wenn ein mit Nährstoffen erfahrener Arzt nach ihren individuellen Werten und sonstigen Risiken ein für Sie adäquates Nährstoffprogramm „maßschneidert". Sie können natürlich auch alle oben angegebenen Nährstoffe in den optimalen Dosierungen zuführen. Vielen Diabetikern wird das aber zu umständlich sein. Mit guter „Konfektionsware" sehen viele auch gut aus. Zwei „Kombinationsanzüge", die Ihnen vielleicht passen, sind:

Orthoexpert nutri-basic (mit Lycopin, Vitamin E, Vitamin C, Zink, Selen), welches gute antioxidative Wirkungen entfaltet und so vor Auswirkungen des erhöhten Zuckers zu schützen vermag.

Orthoexpert nutri-metabol (mit Chrom, Traubenkernextrakt, Vitamin B1, B6, B12, Folsäure, Lutein, Q10, Magnesium), welches erhöhtes Homocystein senken und die Nerven schützen kann.

Beide zusammen enthalten mit Zink, Chrom und Magnesium wichtige Nährstoffe, die die Zuckereinstellung verbessern können.

Wenn Sie blutzuckersenkende Medikamente einnehmen oder sogar Insulin spritzen, müssen Sie die Blutzuckerwerte engmaschig kontrollieren, wenn Sie mit dem oben aufgeführten Nährstoffprogramm beginnen. Sonst drohen möglicherweise gefährliche Unterzuckerungen durch die verbesserte Blutzuckereinstellung. Kontrollieren Sie also häufiger und reduzieren Sie ggf. Ihre Diabetesmedikation!

Nährstoffpräparate sind keine „Wunderheilmittel“. Sie können nicht erwarten, dass sie jede „Ernährungssünde“ ausbügeln können, wenn Sie nur ein paar Vitamine oder Mineralstoffe mehr schlucken. Zusammen mit der richtigen Ernährung und Bewegung können sie aber deutlich zu einer verbesserten Blutzuckereinstellung sowie zu einer Reduktion von Spätkomplikationen beitragen. Keiner meiner Diabetespatienten verlässt ohne die für ihn richtigen Nährstoffe meine Klinik oder Praxis!

Alternativen: Welche Möglichkeiten gibt es noch zur Blutzuckersenkung?

Ballaststoffpräparate: Kappen Sie die Blutzuckerspitzen

Die Anwesenheit von Ballaststoffen führt dazu, dass Kohlenhydrate langsamer aufgenommen werden (siehe Kap. Ernährung). Dadurch können Sie Blutzuckerspitzen vermeiden, was für den Krankheitsverlauf sehr günstig ist. Ballaststoffpräparate wirken daher (vom Prinzip anders, vom Effekt aber) ähnlich wie Alphaglucosidasehemmer (siehe Kap. Medikamente). Wer sich wirklich vollwertig mit sehr vielen Ballaststoffen in der Kost ernährt, profitiert daher weniger von Ballaststoffpräparaten. Wer jedoch (noch) nicht viele Ballaststoffe in seine Kost einbauen konnte, wird mit Ballaststoffpräparaten eine deutliche Glättung des Blutzuckerprofils erzielen (Beispiel siehe Schemazeichnung).

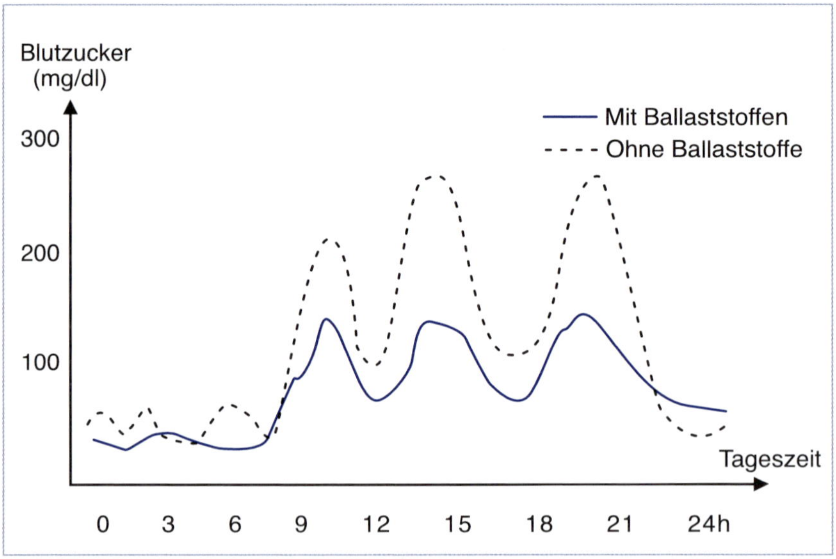

Glättung des Blutzuckerprofils unter Ballaststoffen

Von allen pflanzlichen Mitteln zur Behandlung des Diabetes sind Ballaststoffpräparate (z.B. das Guarmehl) wissenschaftlich am besten erforscht. Das auf dem deutschen Markt erhältliche Mittel ist das Guar Verlan® Granulat. Sie sollten Ballaststoffpräparate unmittelbar vor den Hauptmahlzeiten einnehmen. Als „Nebenwirkungen“ erzielen Sie damit noch eine bessere Sättigung und eine Senkung des Cholesterins.

Beginnen Sie mit einer Portion Guarmehl vor dem Frühstück. Eine Woche später eine zusätzliche Portion vor dem Mittagessen, ggf. eine Woche später vor dem Abendessen. Blähungen sind am Anfang möglich. Achtung: Andere Medikamente eine Stunde vorher oder nachher nehmen – Guar kann die Aufnahme anderer Medikamente behindern.

Bockshornkleesamen: Bewährte und einfache Ayurveda-Medizin

Bockshornkleesamen senken den Blutzuckeranstieg bei Mahlzeiten. Sie reduzieren die Insulinresistenz und verbessern die Fettstoffwechselwerte. Dies konnte in Tierversuchen und in Doppelblindstudien an nichtinsulinpflichtigen und insulinpflichtigen Diabetikern (auch Typ 1) bestätigt werden. Die Wirkung wird durch den Ballaststoffgehalt erzielt. Bockshornklee enthält aber auch Stoffe, die Enzyme des Kohlenhydratstoffwechsels in der Leber beeinflussen (im Tierversuch nachgewiesen). Bockshornkleesamen (Trigonella foenum-graecum) sind in Apotheken, Gewürzläden oder in Asienläden erhältlich.

Kauen Sie nach jeder Mahlzeit einen Teelöffel Bockshornkleesamen. Wenn die Samen zu hart sind, kann man sie ein wenig in Wasser einweichen oder gemahlen einnehmen.

Kauen Sie nach jeder Mahlzeit einen Teelöffel Bockshornkleesamen.

Ingwerwasser: Ayurvedischer Tipp zur Stoffwechselanregung

Ebenso wie der Bockshornkleesamen stammt das Ingwerwasser aus der Ayurveda-Medizin mit ihrer 3000 Jahre alten Geschichte. Nach ayurvedischer Lehrmeinung heizt Ingwer das Verdauungsfeuer (Agni) an und fördert so alle Stoffwechselprozesse. Auch wenn keine Studien zur Beeinflussung des Diabetes vorliegen, tut es dem Diabetiker (wie jedem anderen Menschen auch) gut, Ingwerwasser zu trinken.

Kochen Sie 1 Liter Wasser auf und geben Sie in das kochende Wasser 3 Scheiben Ingwer (Dicke 1–2 mm). Geben Sie das Ingwerwasser in eine Thermoskanne und lassen Sie das Wasser dann noch 10 Minuten stehen. Trinken Sie das warme Wasser tassenweise im Verlauf des Vormittages aus. Die letzte Tasse sollten Sie bis 14 h getrunken haben, damit der Ingwer die Abend- und Nachtruhe nicht stört (Ingwer kann anregend wirken).

Schwarzkümmelöl: Niedrigerer Zucker durch Öl

Schwarzkümmelöl soll bei Diabetikern für eine bessere Blutzuckereinstellung sorgen. Dafür machen Forscher die Substanz Nigellin verantwortlich. Im Tierversuch konnte die Blutzucker senkende Wirkung bereits bestätigt werden. Hamster mit künstlich erzeugtem Diabetes hatten mit Schwarzkümmelöl signifikant besser Werte als diabetische Hamster ohne das Öl. Klinische Versuche am Menschen sind bisher nicht bekannt, auch nicht die Menge, die Diabetiker benötigen. Als unterstützende Therapie kann die Einnahme von Schwarzkümmelöl durchaus hilfreich sein. Der Apotheker kann loses Öl (am preiswertesten) und Kapseln besorgen. Viele Naturkostgeschäfte und Nahrungsergänzungsanbieter führen ebenfalls Schwarzkümmelölpräparate in ihrem Sortiment.

Auf dem Markt gibt es viele Anbieter von Schwarzkümmelöl. Die Qualität und der Preis können dabei sehr stark variieren.

Zimt: Zuckersenkung durch Gewürze

Auch für Zimt gibt es tatsächlich Hinweise, dass eine erhöhte Zufuhr zu besseren Blutzuckerwerten führt. In einem Experiment konnten Diabetiker eine deutlich bessere Blutzuckereinstellung erzielen, wenn sie täglich 1 g Zimt einnahmen. Der Nüchternblutzucker sank immerhin um bis zu 29%, Triglyceride um bis zu 30%, LDL um bis zu 27% und Gesamtcholesterin um bis zu 26%. Das Wirkprinzip scheint dabei in einer verstärkten Insulinfreisetzung zu liegen (also ähnlich wie die Sulfonylharnstoffe). Möglicherweise hat es daher auch ähnlich negative Effekte auf die Insulinresistenz. Dies alles ist aber noch nicht erforscht. Die zu verzehrende Menge müsste auch recht groß sein (1 g entspricht etwa $^1/_4$ Teelöffel), was geschmacklich nicht ganz einfach ist. Zimtpräparate gibt es jedenfalls noch nicht.

Homöopathie: Ähnliches durch Ähnliches heilen

Es gibt nicht das homöopathische Mittel, welches in der Lage wäre, den Zucker zu senken. Homöopathische Therapie richtet sich immer nach den gerade passenden Symptomen und versucht, das Symptomenbild des Patienten mit dem Arzneimittelbild möglichst in Einklang zu bringen. Einige Mittel, die häufig bei Diabetikern infrage kommen, möchte ich Ihnen beispielhaft vorstellen:

- Kreosotum D4 oder D6, 3 x tägl. 1 Tabl. bei Folgezuständen des Diabetes wie z.B. Juckreiz, Furunkel, feuchte Gangrän, Katarakt bewährt.
- Secale D4 oder D6, 3 x tägl. 1 Tabl. bei Durchblutungsstörungen der Gefäße, trockene Gangrän
- Sulfur D12, 3 x tägl. 1 Tablette, wenn folgende Symptome passen: Verlangen nach Süßigkeiten, isst aber nur wenig auf einmal, morgendlicher Durchfall, um 11 Uhr morgens flaues Gefühl, Brennen der Haut, muss nachts die Füße aus dem Bett strecken, nachts schlechter, Bettwärme verschlechtert, bei Furunkel D6
- Syzygium jambolanum durchschnittlich mehrmals täglich 10–20 Tropfen wirken leicht blutzuckersenkend.

An Kombinationspräparaten gibt es auf dem deutschen Markt Syzygium compositum N® Tropfen und Diabetan S® Tropfen (enthalten auch Syzygium). Davon sind 3 x 10 Tropfen täglich einzunehmen. Lymphomyosot® Tropfen oder Tabletten haben sich bei der diabetischen Polyneuropathie bewährt.

Homöopathische Mittel sollten Sie bei Diabetes unterstützend zu anderen Maßnahmen einsetzen, niemals allein.

In der intensiven ambulanten oder aber in der stationären Therapie hat sich bei mir – auch hier unterstützend zu Ernährung, Bewegung etc. – eine umstimmende, entsäuernde, stoffwechselanregende, antioxidative und vor Spätschäden schützende Infusion bewährt:

Infusion Diabetes
250 ml NaCl
Procain 2 % 5 ml (Umstimmung)
8,4 % Bikarbonat (40ml) (Entsäuerung)
Vitamin B1 ratiopharm (Nervenschutz)
Vitamin B6 Hevert (Nervenschutz, Homocysteinsenkung)
Vitamin B12 Hevert (Nervenschutz, Homocysteinsenkung)
Folsäure forte Hevert (Nervenschutz, Homocysteinsenkung)
Cefasel 300 (Antioxidation)
7,5 g Vitamin C (Antioxidation)
Unizink (Antioxidation, Blutzuckersenkung)
Coenzyme comp. Heel (Stoffwechselanregung)
Ubichinon comp. Heel (Stoffwechselanregung)

3–5-mal/Woche, insgesamt 10 x

Je nach dem Ergebnis der Vollblutuntersuchung gebe ich ggf. noch Magnesium (oft erforderlich) und Kalium (manchmal) mit dazu. Hinweis für Therapeuten: Selen injiziere ich vor der eigentlichen Infusion in den Schlauch (unverträglich mit Vitamin C in der Infusion). Folsäure injiziere ich vor der eigentlich Infusion in den Schlauch (unverträglich mit Vitamin B12 in der Infusion). Procain nur verwenden, wenn keine Allergie dagegen vorliegt.

Hierunter habe ich gute Beeinflussungen des Kohlenhydratstoffwechsels beobachtet, erhöhte Homocysteinwerte werden so praktisch immer normalisiert (anschließend reicht eine Tablettengabe der B-Vitamine aus).

Ist Heilung bei Diabetes überhaupt möglich?

Um diese Frage zu beantworten, müssen wir erst einmal schauen, was Heilung eigentlich ist. Nun, Heilung ist der Weg von Krankheit zu Gesundheit. Aber was ist Gesundheit? Die moderne Medizin hat unbestreitbar riesige Erfolge erzielt. Aber man muss ihr vorwerfen, dass sie den Wald vor lauter Bäumen kaum noch sieht. Ärzte können zwar mittlerweile recht genau benennen, welche Gene bei bestimmten Krankheiten Abweichungen von der Norm aufweisen, sie können aber immer noch nicht allgemein gültig definieren, was Gesundheit ist. „Wenn du mich nicht danach fragst, weiß ich genau, was sie ist. Muss ich sie aber erklären, so weiß ich es nicht“ ist man geneigt zu klagen.

Schauen wir doch einmal, wie andere die Gesundheit definiert haben: „Gesundheit ist der Zustand völligen körperlichen, seelischen und sozialen Wohlbefindens.“ Diese Definition stammt von der WHO, der Weltgesundheitsorganisation. Nach dieser Definition ist eigentlich niemand mehr gesund – mal abgesehen von einem 18-jährigen frisch Verliebten, der gerade im Lotto gewonnen hat. Eine andere interessante Definition lieferte Nietzsche: „Gesundheit ist dasjenige Maß an Krankheit, das es mir noch erlaubt, meinen wesentlichen Beschäftigungen nachzugehen.“ Nach dieser Definition ist auch ein Diabetiker mit intensivierter Insulintherapie, der mehrmals täglich seinen Blutzucker misst und seine Therapie sehr individuell anpasst, noch gesund, solange er seine übrigen Alltagsgeschäfte einigermaßen erledigen kann. Beide Definitionen helfen uns nicht recht weiter.

Nehmen wir eine Diabetikerin, die viele Jahre Insulin gespritzt hat. Wenn wir es schaffen, diese Patientin wieder von der Spritze auf Tabletten einzustellen, würden wir das Heilung nennen? Sicher nicht, denn sie ist nach wie vor Diabetikerin, auch wenn sie einen großen Schritt in die richtige Richtung getan hat. Was ist aber mit einem Diabetiker, der schon einmal um die 300 mg/dl aufwies, der auf Tabletten eingestellt wurde und der es geschafft hat, bei gutem HbA1c vollständig von den Tabletten wegzukommen? Wenn er gewisse Regeln einhält (z.B. keine Gewichtszunahme, regelmäßige Ausdauerbewegung), dann hat er Stoffwechselwerte wie ein Gesunder. Ist dieser Mann geheilt oder nicht?

Kritiker könnten einwenden: Da er ja nur bei Einhaltung einer bestimmten Lebensweise gute Stoffwechselwerte aufweist, sonst aber nicht, ist er weiterhin krank, da er die Anlage, schnell wieder zum Diabetiker zu werden, ja noch in sich trägt. Im Prinzip ist das richtig, aber nach dieser Definition wäre jeder Mensch ein Diabetiker. Jeder trägt die Anlage dazu in sich und bleibt nur bei Einhaltung einer bestimmten Lebensweise Nicht-Diabetiker. Ich kann jeden Menschen – mich selbst eingeschlossen – zum Diabetiker machen. Ich brauche nur 30 kg an Gewicht zulegen, mich kaum noch zu bewegen, ein paar Jahre abwarten – und schon bin ich es. Jeder hat die Anlage dazu. Bei dem einen ist sie stärker ausgeprägt, dann braucht es etwas weniger, bei dem anderen ist sie schwächer ausgeprägt, dann braucht es ein paar Jahre länger.

Fall Nr. 1: Rheuma und Diabetes: Eine ungute Kombination

Frau G. ist 79 Jahre alt. Sie hat eine rheumatische Erkrankung, die mit Cortison eingestellt ist. Trotzdem hat sie weiter Schmerzen, die sie in ihrer Bewegung einschränken (schlecht für den Zucker!). Sie ist übergewichtig, 87,4 kg bei 170 cm Größe und einem BMI von 30,4, also Adipositas. Die Großmutter hatte ebenfalls Diabetes gehabt (erbliche Veranlagung). Vor zwei Jahren entdeckten Ärzte den Diabetes und stellten ihn mit hohen Dosen Insulin ein. Unter Cortison und Insulin kam es zu einer Gewichtszunahme.

Bei stationärer Aufnahme in unsere Klinik spritzte sie 28-28-22 Einheiten Actrapid® und abends zusätzlich 32 Einheiten Protaphan®, ein langwirksames Insulin. Insgesamt spritzte sie also über 100 Einheiten Insulin, was auch von diabetologischer Seite nicht mehr als sinnvoll anzusehen ist. Zusätzlich nahm sie noch 3mg Amaryl®, um die verbliebene Bauchspeicheldrüsenfunktion zu stimulieren. Bei Aufnahme hatte sie trotz dieser maximalen Medikation ein HbA1c von 8,4% (normal bis 6,1%), was auf eine schlechte Einstellung hindeutet. Der C-Peptid-Wert lag allerdings bei 1,7 nmol/l (normal bis 1,2 nmol/l).

Sie hatte keine Hoffnung, jemals eine Verbesserung der Zuckerwerte oder eine Medikamentenreduktion erreichen zu können. Das Insulin mit den häufigen Heißhungerattacken, die Cortisontherapie und die schmerzbedingte Bewegungsarmut sprachen einfach dagegen. Was mir Hoffnung machte, war das erhöhte C-Peptid. Die Bauchspeicheldrüse produzierte trotz des Alters und der massiven Insulingabe von außen immer noch weit mehr Insulin, als ein Gesunder benötigt. Es lag also eine massive Insulinresistenz vor. Die galt es abzubauen. Aber wie? Gewichtsabnahme war fast unmöglich. Vermehrte Bewegung wegen der Schmerzen ebenso.

Als letzten Ausweg schlug ich das Heilfasten vor. Davon war Frau G. jedoch überhaupt nicht begeistert. Es ging ihr schon so schlecht und nun sollte sie noch nicht einmal mehr etwas zu essen bekommen? Ich gestehe, dass ich ein wenig sanften Druck auf sie ausübte, es doch mit dem Heilfasten zu probieren, da ich wirklich keine vernünftige Alternative sah, in kurzer Zeit deutliche Erfolge zu erzielen. Das tue ich sonst nie, da das Heilfasten stets ein freiwilliger Akt sein sollte, zu dem der Patient nicht nur bereit sein sollte, sondern den er frei und aktiv selbst wünscht.

Erst am Ende des vierwöchigen Aufenthaltes konnte sie sich immerhin auf ein fünftägiges Heilfasten einlassen. Das ist die kürzeste vernünftige Fastenzeit überhaupt (drei Tage benötigen wir allein für die Umstellung) und bei übergewichtigen Diabetikern eher zu kurz, aber immerhin besser als nichts.

Die Resultate: Gewichtsabnahme von 87,4 auf 82,5 kg, BMI 30,2 auf 28,5, Blutdruck von 200/100 auf 150/85 mmHg, das Cortison konnte von 8,75 auf 7,5 mg gesenkt werden, ohne dass die Schmerzen zunahmen, Amaryl® wurde durch Metformin 3 x 850 mg ersetzt, Insulin von 104 auf 0 (!) Einheiten, trotzdem sank der HbA1c von 8,4 % auf 7,5% (die Kontrollmessung kam eigentlich zu früh, da der HbA1c einen längeren Messzeitraum als nur die letzten 4 Wochen abdeckt).

Diese Resultate sind so gut, dass ich mich nicht trauen würde, sie auf einem Kongress von Diabetologen vorzustellen. Ich würde vermutlich ausgebuht, weil man mir einfach nicht glauben würde, dass man nach mehrjähriger Einnahme von Insulin im hohen Alter dieses noch deutlich reduzieren oder gar ganz absetzen kann. Ich behaupte: Man kann es nicht nur, man muss es sogar, wenn die Eigenproduktion noch gut ist und wenn der Patient bereit ist, aktiv an seiner „Heilung" mitzuwirken.

Diese Patientin ist noch nicht geheilt, hat in vier Wochen aber unglaublich viel erreicht. An Medikamenten nahm sie bei Entlassung unter anderem Metformin, Vitamin D, Vitamin E, eine Antioxidanzienkombination, eine Kombination mit Mineralstoffen und Vitaminen zur besseren Blutzuckereinstellung (z.B. Zink, Chrom). Drei Monate später hat sie mir noch einmal geschrieben: Ihr Blutzucker ist weiter gut (Werte zwischen 90 und 130 mg/dl), die Rheumabeschwerden haben weiter nachgelassen (trotz nochmaliger Reduktion des Cortisons auf 5 mg), außer Metformin nimmt sie keine Antidiabetika ein – und das Gewicht konnte sie sogar noch weiter auf 80 kg reduzieren!

Das Dogma „Einmal Insulin – immer Insulin" ist falsch!

Fall Nr. 2: Heilung ist doch möglich!

Der 61-jährige Herr L. hatte seinen Bruder durch plötzlichen Herztod verloren. Das hatte ihn aufgeschreckt. Bei seinem Hausarzt veranlasste Herr L. einen Check, der einen Nüchternblutzucker von 223 mg/dl und ein HbA1c von 12,8% ergab. Der hohe Blutzucker war also kein Ausrutscher, sondern musste schon länger bestehen. Jeder HbA1c-Wert über 7,5% ist schlecht, über 10% ist katastrophal! Er wollte sich mit der Diagnose Diabetes jedoch nicht ohne weiteres abfinden und suchte daher naturheilkundliche Alternativen.

Als er in meine Ambulanz kam, wog er 95,9 kg bei einer Körpergröße von immerhin 191 cm, was aber trotzdem einem BMI von 26,6 entsprach. Nach einem Belastungs-EKG erhielt er ein Trainingsprogramm mit mindestens dreimal Ausdauertraining pro Woche, jeweils mindestens eine halbe Stunde lang bei einer Herzfrequenz von 110–120/min (seine individuelle Trainingsleistung). Er erhielt Ernährungshinweise und sollte langfristig einen BMI von deutlich unter 25 anstreben, um seine Insulinresistenz abzubauen. Dazu erhielt er unterstützend Zink und Chrom. Das Insulin stimulierende Amaryl® wurde durch Metformin ersetzt.

Resultate: Nach einem halben Jahr hatte er sein Gewicht auf 84,7 kg reduziert, was einem BMI von 23,5 entspricht. Das Metformin hatten wir wegen guter Blutzuckerwerte bereits nach einem Monat wieder abgesetzt. Der HbA1c lag nach einem Jahr bei fantastischen 6,1%. Das einzige „Medikament", was er noch einnahm, war eine Zinktablette zur Verbesserung des Zuckerstoffwechsels.

Herr L. erscheint seitdem in jedem Quartal zu einer Kontrolle. Inzwischen – zwei Jahre nach der Diagnosestellung – haben wir das Intervall auf halbjährliche Kontrollen ausgedehnt. Er hat inzwischen wieder ein bisschen zugenommen (87,1 kg), der HbA1c liegt aber nach wie vor bei sehr guten 6,2%. Er schränkt sich mit seiner Kost kaum noch ein, isst gelegentlich sogar mal eine halbe Tafel Schokolade, ohne dass die Blutzuckerwerte dadurch schlechter werden. Natürlich würde ich ihn nicht gerade zur Schokolade animieren, aber solange er sich weiter ausdauernd bewegt und sein Gewicht unter einem BMI von 25 und sein HbA1c im Normbereich bleibt, macht er alles richtig. Herr L. sieht sich selbst als geheilt. Da er ohne Medikamente, bei halbwegs vernünftiger Ernährung und Bewegungstherapie unter zusätzlicher Gabe nur von Zink (also eigentlich ein Minimalprogramm) diesen Zustand erreicht und gehalten hat, würde ich das nach meinem Verständnis auch Heilung nennen. Ich bin mir ziemlich sicher, dass er mit der konventionellen Medizin nicht abgenommen hätte. Er hätte weiter insulinstimulierende Medikamente eingenommen und hätte einige Jahre später vermutlich auf eine Insulinspritze umsteigen müssen. Herr L. hat bewiesen, dass es auch anders geht, er hat bewiesen, dass Heilung von Diabetes möglich ist.

Glossar: Was ist eigentlich ...?

Aceton: saures Abfallprodukt der Fettverbrennung

Adrenalin: Stresshormon

AGEs: Advanced glykation endproducts, verzuckerte organische Verbindungen, je schlechter der Blutzucker eingestellt ist, desto mehr von diesen funktionsuntüchtigen Verbindungen im Körper des Diabetikers entstehen

Alkohol: energiereiches Genussmittel, Nerven- und Lebergift

Altinsulin: Normalinsulin, schnell und kurz wirkendes Insulin

Aminosäuren: Grundbausteine des Eiweiß

Adipositas: Fettsucht

Arteriosklerose: Gefäßverkalkung

Autoimmunerkrankung: Krankheit, bei der das Immunsystem Abwehrkörper gegen körpereigene Stoffe bildet (z.B. beim Diabetes Typ 1)

Bauchspeicheldrüse: Organ unterhalb des Magens, welches Bauchspeichel zur Verdauung und Insulin produziert

Blutzucker: Zuckergehalt des Blutes

Broteinheit: Schätzeinheit für Kohlenhydrate, 1 BE entspricht etwa 12 g Kohlenhydraten

Cortison: körpereigenes Hormon, entzündungshemmendes Medikament, verschlechtert die diabetische Stoffwechsellage

Diabetes mellitus: der „honigsüße Durchfluss“, Zuckerkrankheit

Diabetologe: Arzt, der besonders erfahren in der Behandlung des Diabetes ist

Dialyse: Blutwäsche mit einer künstlichen Niere

Epidemiologie: Lehre von der Häufigkeit von Krankheiten sowie deren Ursachen/Risikofaktoren in verschiedenen Bevölkerungsgruppen

Erektile Dysfunktion: verminderte Fähigkeit, das Steifwerden des Gliedes zu erreichen

Fruktose: Fruchtzucker, ein Einfachzucker, der insulinunabhängig aufgenommen wird

Glukose: Traubenzucker, ein Einfachzucker, der rasch ins Blut aufgenommen wird, das wichtigste Kohlenhydrat für die Energieversorgung der Zellen

Hämoglobin: roter Blutfarbstoff

HbA1c: verzuckerter, roter Blutfarbstoff, ein Maß für die Blutzuckereinstellung der letzten Wochen bis Monate

Hypercholesterinämie: erhöhter Cholesterinspiegel im Blut

Hyperglykämie: „Überzuckerung“, über die Norm erhöhter Zuckerspiegel im Blut

Hyperinsulinämie: erhöhter Insulinspiegel im Blut
Hyperlipidämie: erhöhte Fettwerte im Blut
Hypertriglyceridämie: erhöhte Triglyceridspiegel im Blut
Hypertonie: Bluthochdruck
Hyperurikämie: erhöhter Harnsäurespiegel im Blut
Hypoglykämie: Unterzuckerung des Blutes
Inhalation: Einatmen fein zerstäubter Teilchen in die Atemwege
Injektion: Einspritzen von Arzneimitteln
Infusion: Zufuhr größerer Flüssigkeitsmengen, oft mit Medikamenten oder Nährstoffen, in den Körper, meist über eine Vene
Insulin: durch die Bauchspeicheldrüse abgesondertes Hormon
Kohlenhydrat: Energieliefernder Nährstoff aus Kohlen-, Wasser- und Sauerstoff, z.B. Zucker, Stärke
Koma: Stadium tiefer Bewusstlosigkeit mit Fehlen der Ansprechbarkeit
Koronare Herzkrankheit: Arteriosklerose der Herzkranzgefäße
Makroangiopathie: Arteriosklerose großer Gefäße (z.B. Beinarterie)
Manifestation: Erkennbarwerden einer Erkrankung
Metabolisches Syndrom: den Stoffwechsel betreffendes Bündel verschiedener Erkrankungen, die zusammengehören, z.B. Hypertonie, Diabetes, Hyperlipidämie
Mikroangiopathie: Arteriosklerose kleiner Gefäße (z.B. Kapillare = Haargefäß)
Nephropathie: Nierenschädigung
Neuropathie: Nervenschädigung
Niereninsuffizienz: Nierenschwäche
Pankreas: Bauchspeicheldrüse
Pharmakologie: Lehre von den Arzneimitteln
Postprandial: nach der Mahlzeit
Prognose: Vorhersage
Prophylaxe: Vorbeugung
Psychosomatik: Lehre vom Zusammenspiel seelischer und körperlicher Vorgänge
Resorption: Aufnahme von Stoffen in die Körperzellen
Retinopathie: Netzhauterkrankung
Transplantation: Verpflanzung
Triglycerid: Fett, aus einem Molekül Glycerin und drei Fettsäureketten bestehend
Ulkus: Geschwür
Vaskulär: die Gefäße betreffend

Literatur

Hamm: Fit und schlank mit dem GLYX, Droemer Knaur
(Essen nach dem glykämischen Index)

Lützner: Wie neugeboren durch Fasten, GU-Verlag
(das Einsteiger-Buch für den Faster)

Lützner/Million: Richtig Essen nach dem Fasten, GU-Verlag
(der Titel sagt alles)

Peseschkian/Sachse: Mit Diabetes komm' ich klar, TRIAS-Verlag
(betont die psychosomatischen Aspekte)

Schmiedel: Cholesterin naturgemäß behandeln, Karl F. Haug-Verlag
(erklärt Fettstoffwechselstörungen und deren Behandlung verständlich)

Schmiedel/Augustin: Handbuch Naturheilkunde, Karl F. Haug-Verlag
(der Naturheilkunde-Klassiker)

Schmiedel: Naturheilkunde kurz & bündig, Karl F. Haug-Verlag
(das „Handbuch" als Kurzversion)

Standl/Mehnert: Das große TRIAS-Handbuch für Diabetiker, TRIAS-Verlag
(ein großes, umfassendes Buch, gibt Antwort auf alle wichtigen Fragen im Zusammenhang mit Diabetes, viele praktische Tipps für Diabetiker, die Insulin spritzen, schulmedizinisches Standardwissen)

Standl: Diabetes schnell verstehen und richtig handeln, TRIAS-Verlag
(im Prinzip die Kurzfassung des obigen Werkes)

UNSER LESER-SERVICE FÜR SIE

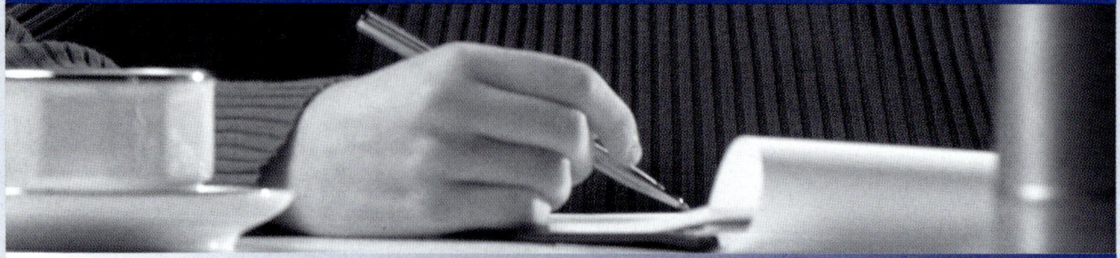

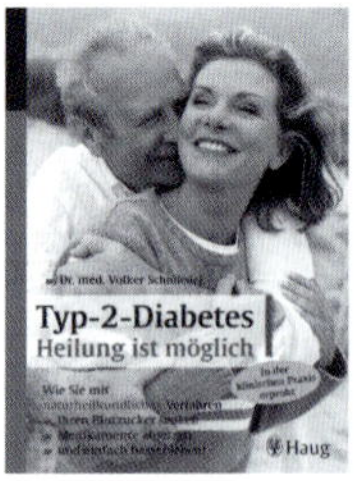

Liebe Leserin, lieber Leser,

wir freuen uns, dass wir Ihnen mit diesem Buch weiterhelfen konnten. Fragen zum Inhalt dieses Buches leiten wir gern an die Autorin oder den Autor weiter.

Auch Anregungen und Fragen zu unserem Programm wie auch Ihre Kritik sind uns herzlich willkommen!

Denn: **Ihre Meinung zählt.**
Deshalb zögern Sie nicht – schreiben Sie uns!

Ihre

Dr. Elvira Weißmann-Orzlowski

- Adresse: Lektorat Haug Verlag, Postfach 30 05 04, 70445 Stuttgart
- E-Mail Leserservice: heike.bacher@medizinverlage.de
- Fax: 0711-8931-748